MIL

MW01040135

REVISIÓN PARA EL EXAMEN
EL EXAMEN
DE BARBERÍA ESTÁNDAR

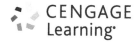

CENGAGE
Learning·

Australia • Brasil • Canadá • México • Singapur • Reino Unido • Estados Unidos

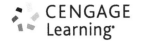
CENGAGE
Learning·

Revisión para el examen de barbería estándar Milady, sexta edición

Directora ejecutiva, Milady: Sandra Bruce

Directora de producto: Corina Santoro

Desarrolladora de contenidos: Sarah Prediletto

Autor del diseño de aprendizaje asociado: Harry Garrott

Asistente de producto: Michelle Whitehead

Director ejecutivo de ventas y comercialización: Gerard McAvey

Gerente de comercialización: Elizabeth Bushey

Directora ejecutiva de producción: Wendy Troeger

Director de producción: Andrew Crouth

Gerente ejecutivo de proyectos de contenido: Nina Tucciarelli

Director artístico ejecutivo: Angela Sheehan

Imágenes de la portada:
Cabello: Fern Andong y Jes Sutton

Maquillaje: Amy Elizabeth

Sesiones de fotografía: Joseph y Yuki Paradiso

Para obtener información sobre los productos y asistencia tecnológica, comuníquese con nuestro **Servicio al Cliente y de Ventas de Cengage Learning, 1-800-354-9706**

Si desea obtener autorización para usar material de este libro de texto o de algún producto, envíe las solicitudes a través de nuestro sitio en Internet en **www.cengage.com/permissions**. Cualquier otra pregunta relacionada con las autorizaciones se puede enviar por correo electrónico a **permissionrequest@cengage.com**

Número de control de la Biblioteca del Congreso: 2016934303

ISBN-13: 978-1-305-10084-8

Milady
20 Channel Center Street
Boston, MA 02210
EE. UU.

Cengage Learning es un proveedor líder de soluciones de aprendizaje personalizadas con empleados radicados en casi 40 países diferentes y ventas en más de 125 países en todo el mundo. Encuentre su representante local en **www.cengage.com**.

Para soluciones de aprendizaje permanente, visite **milady.cengage.com**.

Compre cualquiera de nuestros productos en la tienda de su escuela de belleza local o en su tienda en línea preferida **www.cengagebrain.com**.

Visite nuestro sitio web corporativo en **cengage.com**.

Impreso en los Estados Unidos de América
Número de impresión: 09   Año de impresión: 2021

CONTENIDO

PREFACIO | v

PARTE *1* **EXÁMENES DE REPASO DE LOS CAPÍTULOS**

1 HISTORIA DE LA BARBERÍA | 1

2 HABILIDADES VITALES | 5

3 LA IMAGEN PROFESIONAL | 8

4 CONTROL DE INFECCIONES: PRINCIPIOS Y PRÁCTICAS | 13

5 IMPLEMENTOS, HERRAMIENTAS Y EQUIPO | 24

6 ANATOMÍA Y FISIOLOGÍA GENERAL | 31

7 CONCEPTOS BÁSICOS DE QUÍMICA | 39

8 CONCEPTOS BÁSICOS DE ELECTRICIDAD | 45

9 LA PIEL: ESTRUCTURA, TRASTORNOS Y ENFERMEDADES | 49

10 PROPIEDADES Y TRASTORNOS DEL CABELLO Y EL CUERO CABELLUDO | 57

11 TRATAMIENTO DEL CABELLO Y EL CUERO CABELLUDO | 66

12 MASAJES Y TRATAMIENTOS FACIALES PARA HOMBRES | 70

13 AFEITADA Y DISEÑO DEL VELLO DEL ROSTRO | 79

14 CORTE DE CABELLO Y PEINADO PARA HOMBRES | 85

15 SUSTITUCIÓN DEL CABELLO PARA HOMBRES | 93

16 CORTE DE CABELLO Y PEINADO PARA MUJERES | 97

17 SERVICIOS DE TEXTURA QUÍMICA | 100

18 COLORACIÓN Y ACLARADO DEL CABELLO | 109

19 PREPARACIÓN PARA LA LICENCIA Y EL OFICIO | 117

20 EL TRABAJO DETRÁS DEL SILLÓN | 123

21 LA BARBERÍA COMO NEGOCIO | 126

PARTE *2* EJEMPLOS DE LOS EXÁMENES DEL CONSEJO ESTATAL

EJEMPLO DE EXAMEN DEL CONSEJO ESTATAL, EXAMEN 1 | 129

EJEMPLO DE EXAMEN DEL CONSEJO ESTATAL, EXAMEN 2 | 144

EJEMPLO DE EXAMEN DEL CONSEJO ESTATAL, EXAMEN 3 | 159

PARTE *3* RESPUESTAS

RESPUESTA: EXÁMENES DE REPASO DE LOS CAPÍTULOS | 175

RESPUESTA: EJEMPLO DE EXAMEN DEL CONSEJO ESTATAL, EXÁMENES | 184

PREFACIO

Este libro de revisiones para el examen contiene preguntas similares a las que pueden encontrarse en los exámenes de obtención de la licencia estatal para ejercer en el área de barbería. Contiene preguntas de opción múltiple, ampliamente adoptadas y aprobadas por la mayoría de las direcciones de autorizaciones estatales.

Los grupos de preguntas se han organizado según cada capítulo del libro de texto de *Barbería estándar de Milady*. Para aprovechar al máximo este libro, es recomendable repasar los contenidos de la materia al poco tiempo de haberse desarrollado el tema en la clase. Luego de completar los exámenes de los capítulos, utilice las respuestas que se encuentran al final de cada revisión para el examen para confirmar las respuestas correctas. Para esta edición, el número de página también aparece para indicar dónde puede ubicar la respuesta en *Barbería estándar de Milady*.

Este libro de revisión pretende actualizar y asegurar un conocimiento básico de todos los temas necesarios para convertirse en un barbero exitoso y aprobar el examen para obtener la licencia del consejo estatal.

Si bien la revisión para el examen sirve como excelente guía a fin de que el alumno prepare el examen de obtención de la licencia estatal, también puede resultar útil para barberos experimentados. Proporciona un estándar confiable a partir del cual los profesionales pueden medir su conocimiento, su comprensión y sus aptitudes.

Además, la revisión de este material ayudará a los alumnos y a los profesionales a comprender más a fondo los alcances de su trabajo, mediante preguntas sobre las habilidades prácticas y el estudio de la teoría subyacente. Dado que los exámenes prácticos están redactados para la edición más reciente del libro de textos de *Barbería estándar de Milady*, el uso que los profesionales hagan de este material también les permitirá acceder al conocimiento y la información más recientes en el sector.

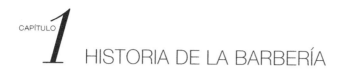

1 HISTORIA DE LA BARBERÍA

PREGUNTAS DE OPCIÓN MÚLTIPLE

1. Los estudios arqueológicos revelan que se fabricaban implementos simples para cortar el cabello a partir de _____, _____ y _____.
   a. piedras afiladas, caparazones de ostras, huesos
   b. ramitas, rocas, enredaderas
   c. acero, caucho, marfil
   d. piedra, bronce, conchas ____

2. Muchas culturas primitivas tenían sistemas de creencias que elevaban a los barberos de las tribus a puestos de importancia; uno de esos puestos era _____.
   a. hombre de la nobleza   c. chamán
   b. guerrero   d. artista de la tonsura ____

3. ¿De qué palabra del latín proviene la palabra *barbero*?
   a. *Tondere.*   c. *Queue.*
   b. *Tonsors.*   d. *Barba.* ____

4. Durante la Edad Media, _____ era un estilo distintivo usado por los clérigos.
   a. la tonsura   c. el bigote
   b. la peluca   d. la cola ____

5. ¿Qué personaje histórico promovió la afeitada al cobrar impuestos a quien se dejara crecer la barba?
   a. Alejandro Magno.
   b. Pedro el Grande.
   c. Luis XIV.
   d. El emperador Adriano. ____

6. ¿En qué año comenzaron a ejercer los barberos-cirujanos después de asumir las tareas de médico y cirujano realizadas anteriormente por el clero?
   a. 1096.   c. 1308.
   b. 1163.   d. 1450. ____

7. En 1540, Enrique VIII volvió a reunir a los barberos y cirujanos de Londres mediante una ley parlamentaria al otorgarles el derecho de formar _____.
   a. la Honorable Compañía de Barberos
   b. el Concilio de Tours
   c. la Compañía de Barberos-Cirujanos
   d. la Compañía de Barberos   ____

8. ¿De qué procedimiento técnico realizado por barberos-cirujanos se cree que evolucionó el símbolo del poste de barbero?
   a. Sangría.   c. Servicios de tonsura.
   b. Extracción de dientes.   d. Cauterización.   ____

9. Muchos europeos se volvieron tan dependientes de los servicios de los barberos-cirujanos que los colonizadores _____ llevaron con ellos barberos-cirujanos a América.
   a. egipcios y griegos
   b. holandeses y suecos
   c. italianos
   d. franceses   ____

10. Una interpretación de los colores rojo, blanco y azul del poste de barbero es que los colores representan _____, _____ y _____.
    a. la vida, el agua, la porcelana
    b. la sangre, las venas, las vendas
    c. los drenajes, la crema de afeitar, los colores en espiral
    d. los cortes de cabellos, las afeitadas, el arreglo de la barba   ____

11. ¿Qué sistema estableció prácticas estrictas de desinfección y limpieza en la ciudad de Nueva York a principios del siglo XX?
    a. El sistema de certificación.
    b. El sistema internacional de trabajadores.
    c. El sistema de franquicias.
    d. El sistema de métodos terminales.   ____

12. ¿Cuál de las siguientes organizaciones desarrolló normas para certificar y supervisar la industria de la barbería?
   a. Sindicato Internacional de Barberos Oficiales de los Estados Unidos (Journeymen Barbers International Union of America).
   b. Asociación Protectora de Barberos (Barbers' Protective Association).
   c. Asociación Nacional de Consejos de Barberos de los Estados Unidos (National Association of Barber Boards of America, NABBA).
   d. Barberos y Esteticistas Superiores Asociados de los Estados Unidos (Associated Master Barbers and Beauticians of America, AMBBA). ____

13. La Asociación Nacional del Consejo Estatal de Examinadores de Barberos (National Association of State Board of Barber Examiners) se creó en _____ con el propósito de estandarizar los requerimientos para los postulantes a los exámenes de barberos y los métodos usados en la evaluación.
   a. 1929   **c.** 1927
   b. 1924   **d.** 1925   ____

14. Los Barberos y Esteticistas Superiores Asociados de los Estados Unidos (AMBBA) adoptaron el *código de ética del babero* con el fin de promover _____.
   a. la responsabilidad profesional
   b. la profesión de la barbería
   c. la educación profesional
   d. la certificación   ____

15. ¿Qué significa la sigla NABBA?
   a. National Association of State Board (Asociación Nacional de Consejo del Estado).
   b. National Association of Barber Code (Asociación Nacional de Códigos de Barberos).
   c. National Association of Barber Boards of America (Asociación Nacional de Consejos de Barberos de EE. UU.).
   d. National Association of Barbering Bloodletting of America (Asociación Nacional de Barbería y Sangría).   ____

16. ¿Qué período de la historia representó el auge de las barberías estadounidenses, con muchos hombres que visitaban las barberías barriales cada dos semanas para mantener una apariencia limpia y prolija?
a. La década de 1970.
b. Las décadas de 1940 y 1950.
c. La década de 1960.
d. Las décadas de 1980 y 1990. ____

17. En la década de 1960, la cultura de la barbería se volvió menos atractiva para las generaciones jóvenes de hombres porque estaba asociada con _____.
a. el conservadurismo de la generación de sus padres
b. la conexión entre el cuerpo, la mente y el espíritu
c. una moda extravagante
d. infestaciones parasitarias ____

18. ¿Qué fue lo que se volvió popular en la década de 1990 y alejó a los hombres de las barberías?
a. Los salones unisex.
b. Los spas unisex.
c. Los spas independientes.
d. Salones y spas que ofrecen servicios integrales. ____

19. Una mejora importante en la práctica de la barbería durante el siglo pasado incluye _____.
a. estándares normativos y regulatorios
b. la restricción de los tipos de implementos disponibles
c. el estudio de la psicología
d. una flexibilización de las prácticas de higiene y limpieza ____

20. ¿Qué tendencia de moda en barbería volvió en 2010 para los hombres jóvenes?
a. Rostros bien afeitados.
b. Patillas.
c. El cabello largo.
d. Barbas y diseños de barbas. ____

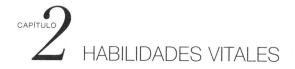

CAPÍTULO **2** HABILIDADES VITALES

PREGUNTAS DE OPCIÓN MÚLTIPLE

1. Abordar el trabajo con un fuerte sentido de la responsabilidad se considera _____ importante.
   a. una habilidad vital
   b. una motivación
   c. un reflejo de la personalidad
   d. una realización personal ____

2. Una habilidad vital de máxima importancia que se debe recordar y poner en práctica es _____.
   a. ser servicial y generoso con los demás
   b. atenerse a sus metas solo si es necesario
   c. mantener una actitud protectora
   d. dominar técnicas que lo ayuden ser más serio y menos gracioso ____

3. "Estudiaré mañana en lugar de hoy" es un ejemplo de...
   a. Falta de un plan de acción.
   b. Visualización.
   c. Dilación.
   d. Perfeccionismo. ____

4. El proceso de _____ es el acto de aprovechar el propio potencial y algo que requiere un compromiso de por vida.
   a. creatividad
   b. pasión
   c. realización personal
   d. inspiración ____

5. Para crear una declaración de objetivos, debe comenzar con _____.
   a. la confianza y la autoestima
   b. sus intereses
   c. su formación académica
   d. sus mejores amigos ____

5

6. El pulso cultural de las organizaciones suele provenir de _____.
   a. la declaración de objetivos
   b. los mapas mentales
   c. la ética
   d. las habilidades de comunicación eficaz   ____

7. ¿Cuál de los siguientes ejemplos corresponde a una meta a corto plazo?
   a. Convertirse en el propietario de una barbería en 5 años.
   b. Tener su propia vivienda en 2 años.
   c. Graduarse de la escuela de barbería en 6 meses.
   d. Poder retirarse en 6 años.   ____

8. ¿Qué proceso usaría para identificar metas a corto y largo plazo?
   a. Fijación de metas.   c. Realización personal.
   b. Gestión del tiempo.   d. Mapas mentales.   ____

9. Cuando aprende a decir "no" con firmeza pero con cortesía y sin dudar, ¿qué técnica de gestión de tiempo está demostrando?
   a. Resolución de problemas.
   b. Establecimiento de prioridades.
   c. Recompensarse a sí mismo.
   d. No tomar más trabajo del que puede hacer.   ____

10. ¿Cuál de las siguientes opciones estimula la claridad mental?
    a. La repetición.
    b. El ejercicio y las actividades recreativas.
    c. Tomar notas.
    d. Las palabras y frases clave.   ____

11. ¿Qué herramienta de gestión de tiempo ayuda a priorizar tareas y actividades?
    a. Tiempo sin estructurar.
    b. Actividad física.
    c. Tiempo de inactividad.
    d. Listas de tareas.   ____

12. La palabra PRESAS, que representa protección, regulación del calor, excreción, secreción, absorción y sensación., es un ejemplo de _____.
    a. una sigla
    b. un mapa mental
    c. una asociación de palabras
    d. una rima   ____

13. Al tomar notas, el uso de palabras o frases clave ayuda a identificar _____.
   a. las pautas básicas
   b. los puntos principales
   c. las tareas y actividades
   d. las técnicas de resolución de problemas   ____

14. Si un tema nuevo parece particularmente abrumador, ¿qué puede ayudar a recordar la información?
   a. Anotar el tema principal.
   b. Permitir que las ideas fluyan.
   c. Desglosar la información en segmentos más pequeños.
   d. Crear una lista de tareas.   ____

15. Cuando evita compartir asuntos privados de sus clientes con otras personas, incluso sus amigos más íntimos, ¿qué tipo de conducta practica?
   a. Poco ética.
   b. Perfeccionista.
   c. Contraproducente.
   d. Ética.   ____

16. Cuando alinea su comportamiento y acciones con sus valores, demuestra _____.
   a. discreción   c. diplomacia
   b. integridad   d. estabilidad emocional   ____

17. Un ejemplo de _____ es no violar nunca la confidencialidad divulgando información personal que sus clientes hayan compartido con usted.
   a. discreción   c. competencia
   b. sinceridad   d. integridad   ____

18. Ser _____ es bueno porque ayuda a las personas a comprender su posición.
   a. crítico
   b. agresivo
   c. asertivo
   d. contencioso   ____

19. ¿Para manejar cuál de las siguientes situaciones la estabilidad emocional juega un papel importante?
   a. Interacciones positivas.
   b. Equilibrio entre trabajo y vida.
   c. Comunicaciones no verbales.
   d. Confrontación.   ____

CAPÍTULO 3
LA IMAGEN PROFESIONAL

PREGUNTAS DE OPCIÓN MÚLTIPLE

1. Una de las siguientes opciones beneficia al cuerpo porque mejora la circulación sanguínea, el suministro de oxígeno y el correcto funcionamiento de los órganos. ¿Cuál de ellas es?
   a. La planificación de las comidas.
   b. Beber abundante cantidad de agua.
   c. La actividad física.
   d. La relajación. ____

2. ¿Qué factores que influyen en el cuerpo pueden causar una serie de respuestas y adaptaciones físicas y mentales?
   a. El estrés. c. Un buen descanso.
   b. Mirar televisión. d. Una vida moderada. ____

3. El primer paso para mantener una buena higiene es _____.
   a. usar enjuague bucal
   b. cepillarse los dientes
   c. lavarse las manos
   d. no fumar durante las horas de trabajo ____

4. En promedio, ¿cuántas horas de sueño recomiendan los profesionales médicos?
   a. 3 o 4. c. 5 o 6.
   b. 7 o 8. d. 8 o 9. ____

5. Una dieta equilibrada incluye ingerir gran cantidad de _____.
   a. alimentos procesados c. sal
   b. agua d. azúcar ____

6. Su _____ se proyecta tanto a través de su apariencia física como de su conducta en el lugar de trabajo.
   a. éxito c. actitud
   b. imagen d. salud ____

7. ¿Cuál de las siguientes opciones es de suma importancia para los barberos de sexo masculino?
   a. Una chaqueta de barbero
   b. Manicuras.
   c. Productos de protección de la piel.
   d. Arreglo facial. ____

8. ¿Qué tipo de política para el personal suelen tener las barberías debido al gran número de personas sensibles o alérgicas a varias sustancias químicas?
   a. Sin manchas.
   b. Sin derrames.
   c. Sin fragancias.
   d. Uniforme estándar. ____

9. Una buena elección profesional para trabajar en una barbería sería usar ropa _____.
   a. planchada y limpia
   b. holgada
   c. ajustada
   d. sucia ____

10. Los relojes de pulsera pueden ser útiles para no atrasarse, pero es importante que sean _____.
    a. elegantes
    b. modernos
    c. resistentes al agua
    d. favorecedores ____

11. ¿Qué puede prevenir la fatiga y muchos otros problemas físicos?
    a. Una buena postura.
    b. Terapias de movimiento.
    c. Movimientos repetitivos.
    d. Terapias físicas. ____

12. En una postura de pie sin estrés detrás del sillón, la cabeza debe estar elevada y el mentón en posición _____ con respecto al piso.
    a. horizontal
    b. vertical
    c. paralela
    d. recta ____

13. Cuando está de pie, ¿en qué posición debe estar la columna?
    a. Ligeramente curvada.
    b. Estirada.
    c. Relajada.
    d. Recta. ____

14. ¿Qué tipo de movimiento puede tener un efecto acumulativo sobre los músculos y las articulaciones?
    a. Hacia arriba.
    b. Repetitivo.
    c. Constante.
    d. Hacia abajo. ____

15. ¿En qué ángulo debe colocar los brazos cuando los separa del cuerpo al trabajar?
    a. 90 grados.
    b. 45 grados.
    c. 30 grados.
    d. 60 grados. ____

16. Para evitar lesiones relacionadas con la ergonomía, ¿en qué posición debe mantener las muñecas?
    a. Recta o neutra.
    b. Paralela al piso.
    c. Erguida.
    d. Estirada y equilibrada. ____

17. Para a sentarse correctamente en una posición equilibrada, el asiento de la silla debe estar nivelado con _____.
  a. la cadera
  b. las rodillas
  c. la columna
  d. la parte inferior de los brazos   ____

18. ¿Qué tipo de calzado no es seguro para usar cerca de herramientas eléctricas e implementos afilados?
  a. Zapatillas.
  b. Calzado cerrado en las puntas.
  c. Calzado abierto en las puntas.
  d. Botas.   ____

19. Cuando está de pie detrás de la silla, debe mantener los hombros en una posición _____.
  a. nivelada y relajada
  b. recta
  c. estirada y equilibrada
  d. inclinada hacia adelante o hacia atrás   ____

20. Cuando está sentado, la planta de los pies deben estar sobre el piso, directamente debajo de _____.
  a. la cadera   **c.** el sillón
  b. las rodillas   **d.** la columna   ____

21. ¿Cuál es la clave para evitar trastornos músculo-esqueléticos en la profesión de barbero?
  a. Terapias físicas.
  b. Terapias de movimiento.
  c. Un entorno sin estrés.
  d. Prevención.   ____

22. Cuando está de pie para realizar un corte de cabello, debe tener las piernas _____
  a. en posición rígida
  b. dobladas hacia atrás
  c. separadas al ancho de la cadera
  d. a un ángulo de 60 grados   ____

23. En un entorno comercial, es mejor evitar temas como _____.
  a. películas que ha visto   **c.** el clima
  b. la política   **d.** los deportes   ____

24. ¿Qué debe usar para tratar los problemas que puedan surgir?

a. Tacto. **c.** Sarcasmo.

b. Lenguaje corporal. **d.** Eficiencia. ____

25. Las redes sociales son herramientas poderosas cuando se utilizan correctamente. No debe _____.

a. administrar sus páginas o muros personales

b. reenviar correo no deseado

c. publicar contenido útil

d. comunicarse con los clientes ____

26. En la barbería, ¿cuál es el primer paso de comunicación que lo ayudará a determinar las expectativas de servicio de un cliente?

a. Aclarar las necesidades del cliente.

b. Organizar sus pensamientos.

c. Repetir las expectativas del cliente.

d. Establecer una relación con el cliente. ____

27. ¿Qué implica establecer una relación de familiaridad y empatía que promueva el acuerdo y la armonía entre las personas?

a. Una actitud positiva. **c.** La confianza.

b. Los buenos hábitos. **d.** El entendimiento mutuo. ____

28. ¿Cuál es una de las habilidades de relaciones interpersonales más importantes del barbero?

a. Mostrar las emociones.

b. Proyectar una actitud determinada.

c. La comunicación.

d. La educación. ____

29. Su _____ se expresa mediante su autoestima y confianza, y el respeto que muestra hacia los demás.

a. actitud profesional **c.** capacidad

b. estado de ánimo **d.** éxito ____

30. Una cualidad aconsejable para establecer relaciones eficaces con los clientes es hablar menos y _____ más.

a. responder **c.** ejercitarse

b. escuchar **d.** compartir ____

31. ¿Cuál de las siguientes opciones describe las interacciones y relaciones entre dos o más personas?

    a. El entendimiento mutuo.

    b. La empatía.

    c. Las relaciones humanas.

    d. La comunicación. _____

32. ¿Cuál es la mejor manera de manejar disputas o diferencias dentro de la barbería?

    a. Compartiendo información con los demás.

    b. Haciendo preguntas para entender mejor.

    c. Evitando el tema.

    d. En privado. _____

33. Como profesional, debe aprender a controlar sus emociones y responder, en lugar de _____.

    a. desaprobar

    b. reaccionar

    c. escuchar

    d. entender _____

34. Establecer una imagen profesional en línea es un atributo de _____ esencial.

    a. camaradería de equipo

    b. actitud positiva

    c. creación de imagen

    d. comunicación _____

35. Uno de los beneficios de las habilidades de comunicación eficaz es _____.

    a. la autopromoción

    b. la autoestima

    c. el autoexamen

    d. la confianza en uno mismo _____

36. Debe mostrar interés en _____ del cliente.

    a. la vida

    b. los hábitos de higiene

    c. las preferencias

    d. el arreglo _____

4 CONTROL DE INFECCIONES: PRINCIPIOS Y PRÁCTICAS

PREGUNTAS DE OPCIÓN MÚLTIPLE

1. Los organismos federales y estatales regulan la práctica de la barbería. Los organismos estatales _____.
   a. establecen las pautas para el uso de equipos
   b. regulan el otorgamiento de licencias
   c. establecen las pautas para la fabricación
   d. monitorean la seguridad en el lugar de trabajo ____

2. ¿En qué categoría de un Folleto Informativo de Seguridad se incluirían las vías de exposición, los síntomas relacionados y los efectos agudos y crónicos?
   a. Propiedades químicas y físicas.
   b. Información ecológica.
   c. Información de toxicología.
   d. Estabilidad y reactividad. ____

3. ¿Qué estándares abordan los asuntos relacionados con su derecho a conocer los componentes potencialmente peligrosos de los productos y cómo evitar estos peligros?
   a. Los estándares de la OSHA.
   b. Los estándares del CDC.
   c. Los estándares de la EPA.
   d. Los estándares del SDS. ____

4. _____ establecen estándares específicos de conducta y se pueden modificar o actualizar con frecuencia.
   a. Las reglamentaciones   c. Los estatutos
   b. Las leyes   d. Las reglas ____

5. El desconocimiento de la ley no representa una razón o excusa aceptables para _____.
   a. los peligros potenciales   c. el incumplimiento
   b. la información equivocada   d. la irresponsabilidad ____

6. ¿Qué organismo registra todos los tipos de desinfectantes que se venden y utilizan en los Estados Unidos?
   a. El CDC.
   b. La OSHA.
   c. El Departamento de Trabajo de los EE. UU.
   d. La EPA. ____

7. Las leyes son dictadas por _____.
   a. los consejos estatales
   b. las legislaturas federales y estatales
   c. los organismos reguladores
   d. los departamentos de salud ____

8. ¿Que productos químicos destruyen la mayoría de las bacterias, hongos y virus en las superficies?
   a. Desinfectantes.
   b. Higienizantes.
   c. Limpiadores.
   d. Esterilizadores. ____

9. Las leyes federales y estatales exigen que los fabricantes proporcionen _____ para todos los productos químicos que fabrican y venden.
   a. un Sistema mundialmente armonizado de clasificación y etiquetado de productos químicos
   b. una lista de la EPA
   c. un Folleto Informativo de Seguridad
   d. un Estándar de Comunicación de Riesgos ____

10. Se suele hacer referencia a los desinfectantes tuberculicidas como _____.
    a. no patógenos
    b. quats (compuestos cuaternarios)
    c. de un solo uso
    d. fenólicos ____

11. La desinfección no es efectiva contra _____.
    a. las esporas bacterianas
    b. las bacterias
    c. los virus
    d. los mohos ____

12. ¿Qué tipo de bacterias son microorganismos nocivos que pueden causar enfermedades o infecciones en los humanos cuando invaden el cuerpo?
    a. No patógenas.
    b. Patógenas.
    c. Infecciosas.
    d. Parasitarias. ____

13. ¿Qué tipo de bacterias forman pus y crecen en grupos como racimos de uvas?
    a. Cocos.
    b. Diplococos.
    c. Estafilococos.
    d. Estreptococos. ____

14. Los diplococos son bacterias esféricas que crecen en pares y causan enfermedades como la _____.
    a. fiebre tifoidea
    b. neumonía
    c. sífilis
    d. faringitis ____

15. ¿Qué tipos de bacterias rara vez demuestran movimiento propio y se transmiten por el aire, el polvo o dentro de la sustancia en la que se asientan?
    a. Cocos.
    b. Treponema pallida.
    c. Espirilos.
    d. Bacilos.   ____

16. Un desinfectante fungicida puede destruir _____.
    a. parásitos
    b. virus
    c. bacterias
    d. mohos   ____

17. ¿Cuál de las siguientes opciones es un proceso mecánico (restregado) en el que se usa jabón y agua o detergente y agua?
    a. Higienización.
    b. Esterilización.
    c. Limpieza.
    d. Desinfección.   ____

18. Durante la fase inactiva, ciertas bacterias pueden _____.
    a. crecer
    b. formar esporas
    c. reproducirse
    d. dividirse   ____

19. Una inflamación se caracteriza por _____.
    a. el enrojecimiento, calor, dolor y/o hinchazón
    b. las pápulas o manchas rojas
    c. la tos o los estornudos
    d. el envenenamiento de la sangre   ____

20. ¿Cuál de las siguientes opciones se refiere a microorganismos unicelulares con características vegetales y animales?
    a. Hongos.
    b. Parásitos.
    c. Bacterias.
    d. Virus.   ____

21. ¿Cuál de las siguientes opciones tiene la capacidad de multiplicarse solo cuando toma el control de la función reproductora de la célula huésped?
    a. Bacterias.
    b. Virus.
    c. Hongos.
    d. Mohos.   ____

22. La bacteria estafilococo es responsable de _____.
    a. los resfriados comunes
    b. la varicela
    c. la gripe
    d. la intoxicación alimentaria   ____

23. Una enfermedad contagiosa común que impediría que un barbero atienda a sus clientes sería _____.
    a. el envenenamiento de la sangre
    b. la enfermedad de Lyme
    c. la tiña
    d. el tétanos   ____

24. Cuando las bacterias alcanzan el mayor tamaño en la fase activa, se dividen en dos nuevas células. ¿Cómo se denomina a esta división?
    a. Fisión binaria.
    b. Replicación.
    c. Formación de esporas.
    d. Distribución. ____

25. ¿En qué tipo de infección el patógeno se distribuye por el cuerpo en lugar de permanecer en un área u órgano?
    a. Sistémica.
    b. Transmisible.
    c. Contagiosa.
    d. Local. ____

26. Todas las siguientes son infecciones bacterianas que sin el tratamiento adecuado se pueden volver sistémicas y tener consecuencias devastadoras que pueden provocar la muerte.
    a. SIDA.
    b. Neumonía.
    c. Estafilococo áureo resistente a meticilina (SARM).
    d. Faringitis. ____

27. Una acción de la comunidad de biopelículas es resistir _____.
    a. los patógenos y reconocer la infección
    b. los tratamientos convencionales, como antibióticos
    c. la infección
    d. los mecanismos de defensa del cuerpo ____

28. ¿Quiénes mantienen el cuerpo en un estado inflamatorio crónico doloroso que inhibe la curación?
    a. Las cepas bacterianas.
    b. Las biopelículas.
    c. Las enfermedades contagiosas.
    d. Las enfermedades transmisibles. ____

29. La presencia de pus es un signo de _____.
    a. una infección bacteriana
    b. una infestación parasitaria
    c. una infección viral
    d. una biopelícula ____

30. ¿Qué puede impedir que los virus se desarrollen en el cuerpo?
    a. Desinfectante viricida.
    b. Antibióticos.
    c. Normas de precaución.
    d. Vacunas. ____

31. En la barbería, la propagación de patógenos de transmisión hemática es posible cada vez que _____.
    a. alguien estornuda
    b. alguien se lastima la piel
    c. alguien tose
    d. usted no se lava las manos ____

32. La hepatitis es un virus de transmisión hemática que produce una enfermedad y que puede dañar ¿qué órgano del cuerpo?
    a. Los riñones.   c. El corazón.
    b. Los pulmones.   d. El hígado. ____

33. ¿Cuál de los siguientes virus puede vivir en una superficie fuera del cuerpo durante períodos prolongados?
    a. VIH.   c. Hepatitis.
    b. Tiña.   d. SIDA. ____

34. El SIDA es una enfermedad que destruye el sistema _____ del cuerpo.
    a. inmunitario   c. endocrino
    b. nervioso   d. cardiovascular ____

35. EL VIH se contagia de persona a persona a través de la sangre y, con menos frecuencia, por _____.
    a. compartir alimentos   c. fluidos corporales
    b. tomarse de las manos d. besarse ____

36. El VIH se transmite principalmente cuando los consumidores de drogas intravenosas comparten agujas y al _____.
    a. abrazarse
    b. compartir alimentos
    c. besarse
    d. tener contacto sexual sin protección ____

37. _____ es el proceso que destruye completamente toda la vida microbiana, incluidas las esporas.
    a. La higienización   c. La desinfección
    b. La esterilización   d. La limpieza ____

38. Los desinfectantes son _____ y pueden ser dañinos si se absorben a través de la piel.
    a. pesticidas   c. antisépticos
    b. germicidas   d. patógenos ____

39. La esterilización eficaz por lo general requiere el uso de _____.
    a. un contenedor en el mostrador
    b. una unidad de luz UV
    c. una lámpara térmica
    d. un autoclave   ____

40. La gran mayoría de los patógenos y contaminantes se pueden eliminar de la superficie de las herramientas y los implementos mediante una _____ adecuada.
    a. esterilización   c. limpieza
    b. desinfección   d. higienización   ____

41. El tiempo que se indica en la etiqueta del producto como necesario para que el desinfectante visiblemente húmedo sea eficaz contra los patógenos se denomina tiempo de _____.
    a. dilución   c. eficacia
    b. contacto   d. concentrado   ____

42. ¿Qué es lo que no debe mezclar nunca con lejía?
    a. Detergentes.   c. Desinfectantes.
    b. Agua.   d. Pesticidas.   ____

43. Los elementos deben permanecer sumergidos en el desinfectante durante _____, a menos que la etiqueta del producto especifique algo diferente.
    a. Dos horas   c. 10 minutos
    b. 30 minutos   d. 1 hora   ____

44. ¿Cuál de las siguientes opciones es una forma de formaldehído, tiene un pH muy alto y puede dañar la piel y los ojos?
    a. Destilados de petróleo.
    b. Compuestos de amonio cuaternario.
    c. Lejías.
    d. Desinfectantes fenólicos.   ____

45. _____ son excelentes para quitar la suciedad y los aceites de los metales.
    a. Los destilados de petróleo
    b. Los desinfectantes fenólicos
    c. Los compuestos de amonio cuaternario
    d. Las lejías   ____

46. La lejía debe almacenarse lejos de _____.
    a. los metales y plásticos
    b. el calor y la luz
    c. el queroseno
    d. el agua   ____

18

47. ¿Cuál de las siguientes opciones son carcinógenos conocidos?
    a. Destilados.
    b. Quats (compuestos cuaternarios).
    c. Fenólicos.
    d. Lejías.
    ____

48. _____ no desinfectan ni esterilizan.
    a. Las soluciones desinfectantes líquidas
    b. Los autoclaves
    c. Los quats (compuestos cuaternarios)
    d. Las unidades de luz UV
    ____

49. Las toallas, la ropa blanca y las capas que no quedan completamente secas pueden desarrollar _____.
    a. microbios   c. bacterias
    b. virus   d. parásitos
    ____

50. ¿Cuál de los siguientes no es un desinfectante para superficies o implementos?
    a. Lejía.   c. Desinfectantes fenólicos.
    b. Destilados de petróleo. d. Alcohol.
    ____

51. ¿Cuál es una de las acciones más importantes que puede realizar para prevenir la propagación de gérmenes de una persona a la otra?
    a. Usar un jabón antibacteriano.
    b. Lavarse las manos adecuadamente.
    c. Usar un jabón antimicrobiano.
    d. Usar una loción humectante para manos.
    ____

52. Por lo general, los antisépticos contienen un alto volumen de _____.
    a. alcohol   c. hipoclorito de sodio
    b. formaldehído   d. amonio
    ____

53. ¿Cuál de las siguientes opciones funciona bien como antiséptico?
    a. Fenólicos.
    b. Compuestos de amonio cuaternario.
    c. Peróxido de hidrógeno.
    d. Destilados de petróleo.
    ____

54. Un suavizador o cinturón de cuero es un material poroso y, como tal, no se puede _____.
    a. usar varias veces c. limpiar
    b. calentar   d. desinfectar
    ____

55. ¿Cuál de las siguientes opciones puede irritar los pulmones si se inhalan sus vapores?
    a. Lejía.   c. Detergentes.
    b. Alcohol.   d. Antisépticos.
    ____

56. ¿Cuál de las siguientes opciones apareció por primera vez en 1987 para reducir la propagación o la transmisión de patógenos de transmisión hemática en entornos de atención médica?
  a. Folletos Informativos de Seguridad.
  b. Estándares de Comunicación de Riesgos.
  c. Precauciones Universales.
  d. Normas de precaución. ____

57. En la mayoría de los casos, los clientes infectados con el virus de la hepatitis B u otros patógenos de transmisión hemática _____.
  a. son sintomáticos   **c.** no son contagiosos
  b. son asintomáticos   **d.** están bajo tratamiento ____

58. Al lavarse las manos, utilice jabones líquidos en recipientes con bomba, ya que en los jabones en barra pueden desarrollarse _____.
  a. bacterias   **c.** parásitos
  b. virus   **d.** mohos ____

59. ¿Qué tipo de incidente se produce como resultado del desempeño de los deberes de un trabajador al entrar en contacto con piel deteriorada, sangre, fluidos corporales u otros materiales potencialmente infecciosos?
  a. Accidente.   **c.** Peligro.
  b. Lesión.   **d.** Exposición. ____

60. Si accidentalmente corta a un cliente, lo primero que debe hacer es _____.
  a. colocar la navaja en un recipiente designado para limpieza y desinfección
  b. lavarse las manos
  c. detener el servicio inmediatamente
  d. desechar la navaja en un recipiente para elementos con filo ____

61. Los artículos desechables con filo se deben desechar en _____.
  a. un recipiente para elementos con filo
  b. una bolsa plástica para almacenamiento
  c. una bolsa doble para basura
  d. la basura normal ____

62. Cuide la manera en que manipula _____ en el lavatorio de champú.
  a. el calentador de agua   **c.** el calefón
  b. el apoyacabeza del cliente   **d.** la manguera ____

63. Los calentadores de agua no deben estar a una temperatura mayor que _____ grados Fahrenheit (54.4 °C).
  a. 100   **c.** 130
  b. 75   **d.** 150 ____

64. Como medida de precaución, siempre debe probar la temperatura del agua _____ antes de mojar el cabello o el cuero cabelludo del cliente.
   a. con los dedos
   b. en la parte interior de la muñeca
   c. en la parte trasera de la mano
   d. en el antebrazo _____

65. Todos los aparatos y herramientas eléctricas deben almacenarse de manera segura cuando estén cerca de _____.
   a. el agua
   b. un cliente
   c. los sistemas de ventilación
   d. los sistemas de aire acondicionado _____

66. Sus prendas deben ser _____.
   a. ajustadas   **c.** cómodas
   b. excesivamente holgadas **d.** sueltas _____

67. ¿Cómo debe sostener la cabeza de un niño al cortarle el cabello?
   a. Con firmeza.
   b. Sin apretar.
   c. Solo con las palmas.
   d. Con suavidad, pero con firmeza. _____

68. Todos los empleados deben recibir capacitación sobre el uso de _____.
   a. desinfectantes   **c.** sillas hidráulicas
   b. extintores de incendios **d.** implementos _____

69. Como profesional, su responsabilidad más importante es _____.
   a. proteger la salud y la seguridad de los clientes
   b. mantener su licencia actualizada
   c. no acortar el proceso de desinfección
   d. tener conocimientos detallados _____

70. Como barbero profesional, debe estar atento a su entorno para poder eliminar _____.
   a. la transmisión de organismos infecciosos
   b. las bacterias patógenas
   c. los peligros potenciales
   d. las emergencias _____

71. Es importante usar _____ al desinfectar herramientas e implementos no eléctricos.
   a. gafas protectoras y guantes
   b. calzado con suela de goma antideslizante
   c. una bata
   d. una máscara _____

72. La presencia de jabón en la mayoría de los desinfectantes los volverá _____.
   a. nocivos
   b. explosivos
   c. inactivos
   d. tóxicos ___

73. Quite las partículas de cabello de las cuchillas de la maquinilla con _____.
   a. un cepillo suave
   b. un peine de caucho
   c. tenazas
   d. un cepillo duro ___

74. La sangre puede transportar _____, de modo que nunca se debe tocar una herida abierta.
   a. sustancias químicas
   b. patógenos
   c. sustancias tóxicas
   d. peligros potenciales ___

75. Al manejar un incidente de exposición, con las manos limpias, inmediatamente debe _____.
   a. detener el servicio
   b. colocarse guantes
   c. disculparse por el incidente
   d. limpiar el corte con un antiséptico ___

76. Para todas las maquinillas o contorneadoras, es importante _____ las partes periódicamente.
   a. rociar con aerosol
   b. afilar
   c. engrasar y lubricar
   d. secar con una toalla ___

77. Antes de comenzar a limpiar un cable conductor, verifique dos veces que esté _____.
   a. desenchufado
   b. encendido
   c. enjuagado
   d. desinfectado ___

78. Debe retirar _____ de sus herramientas e implementos antes de lavarlos.
   a. todos los objetos contaminados
   b. toda la grasa o aceite
   c. todos los restos de solución o jabón
   d. todo el cabello visible ___

79. Una _____ es la invasión de tejidos corporales por patógenos que causan enfermedades.
   a. infección
   b. contaminación
   c. desinfección
   d. fisión ___

80. Los estafilococos son bacterias que forman pus y crecen en _____.
   a. masas irregulares
   b. pares
   c. grupos como racimos de uvas
   d. cadenas de cuentas ____

81. ¿A través de cuál de estas opciones no pueden ingresar las bacterias patógenas, virus u hongos?
   a. La nariz.
   b. La piel intacta.
   c. La piel inflamada.
   d. La boca. ____

82. _____ son sustancias venenosas producidas por algunos microorganismos como bacterias y virus.
   a. Las antitoxinas
   b. Los alérgenos
   c. Los patógenos
   d. Las toxinas ____

83. El CDC exige una evaluación semanal de los autoclaves para asegurar que puedan esterilizar adecuadamente los implementos. El método aceptado se denomina prueba de _____.
   a. desempeño
   b. vapor
   c. esporas
   d. control ____

84. En los Folletos Informativos de Seguridad, se enumeran los procedimientos de emergencia, los equipos de protección y los métodos adecuados de contención y limpieza como _____.
   a. medidas para fugas accidentales
   b. medidas de primeros auxilios
   c. controles de exposición/protección personal
   d. información de toxicología ____

85. Los desinfectantes de uso hospitalario son eficaces para limpiar sangre y fluidos corporales de superficies _____.
   a. ambientales
   b. no porosas
   c. de mostrador
   d. porosas ____

86. La forma más común en que las infecciones contagiosas se propagan en un salón es mediante _____.
   a. la inhalación
   b. el agua
   c. la piel intacta
   d. las manos sucias ____

87. ¿Mediante cuál de las siguientes opciones el cuerpo previene y controla las infecciones?
   a. Las antitoxinas.
   b. Las papilas gustativas.
   c. La piel afectada.
   d. Los glóbulos rojos. ____

CAPÍTULO 5 IMPLEMENTOS, HERRAMIENTAS Y EQUIPO

PREGUNTAS DE OPCIÓN MÚLTIPLE

1. ¿Qué aparatos se usan para realizar un trabajo de acabado y peinado en los clientes?
   - **a.** Navajas.
   - **b.** Cepillos.
   - **c.** Peines.
   - **d.** Secador. ____

2. La elección del implemento o la herramienta correctos para el trabajo dependerá de cuánto sepa sobre _____ del elemento.
   - **a.** el fabricante
   - **b.** las funciones
   - **c.** las pautas
   - **d.** los accesorios ____

3. ¿Qué tipo de peines son ligeramente flexibles y duraderos, pero se pueden deteriorar si quedan en contacto con un desinfectante durante un período de tiempo prolongado?
   - **a.** De caucho duro.
   - **b.** De grafito.
   - **c.** De metal.
   - **d.** Peines fabricados con materiales de carbono. ____

4. ¿Qué tipo de peines son mejores para desenredar, crear efectos en el peinado o distribuir productos en el cabello?
   - **a.** De dientes angostos.
   - **b.** De dientes mixtos.
   - **c.** De dientes anchos.
   - **d.** De dientes finos. ____

5. _____ es una opción efectiva para peinar cabellos texturados o muy rizados.
   - **a.** Un peine de cola
   - **b.** Un peine de afilar
   - **c.** Un peine plano con mango
   - **d.** Una peineta ____

6. Un cepillo redondo se usa para _____.
   - **a.** crear volumen
   - **b.** desenredar el cabello seco
   - **c.** desenredar el cabello húmedo
   - **d.** secado general ____

7. Si desea un peine antiestático, ¿de qué material debe ser?
   - **a.** Metal.
   - **b.** Caucho duro.
   - **c.** Carbono.
   - **d.** Grafito. ____

8. ¿Qué tipo de tijeras se fabrican mediante el proceso de trabajar el metal calentado martillándolo o prensándolo hasta lograr una forma acabada?

a. Alemanas.   **c.** Francesas.

b. Forjadas.   **d.** Moldeadas.   ____

9. Los barberos suelen elegir las tijeras estilo francés porque _____.

a. su hoja desechable evita el afilado

b. facilitan el corte del cabello sobre el peine

c. son menos costosas

d. el apoyo ayuda a asegurar el equilibrio y el control durante el corte   ____

10. ¿Qué tipo de hoja consta de una hoja convexa que tiene una base biselada sobre el borde de la hoja?

a. Semiconvexa.   **c.** Convexa.

b. Borde biselado.   **d.** Base hueca.   ____

11. ¿Qué parte de la hoja de las tijeras realiza el corte?

a. La punta.   **c.** El borde cortante.

b. El apoyo.   **d.** El vástago.   ____

12. ¿Que parte de las tijeras controla la distancia entre las hojas?

a. El amortiguador.

b. El vástago.

c. El tornillo de tensión.

d. La empuñadura del pulgar.   ____

13. ¿Qué diseño de mango tiene un vástago de pulgar más corto para reducir el exceso de extensión y se considera más correcto desde el punto de vista ergonómico?

a. Descentrado.   **c.** Angular.

b. Simétrico.   **d.** Corona.   ____

14. Las tijeras para _____ crean patrones de ondulación y textura en el cabello.

a. texturizar   **c.** rebajar

b. dar volumen   **d.** armonizar   ____

15. El apoyo para el dedo es donde puede apoyar el meñique para _____.

a. controlar mayores cantidades de cabello

b. manipular la hoja móvil de las tijeras

c. evitar que las empuñaduras se toquen cuando las tijeras están totalmente cerradas

d. reducir la presión sobre los nervios y tendones   ____

16. Al sujetar las tijeras, no permita que el ojal se deslice más allá del segundo nudillo o _____.
    a. se tensionará el brazo
    b. perderá el control del apoyo para el dedo
    c. perderá el control de las tijeras
    d. se tensionará la mano   ____

17. Al sujetar las tijeras, debe insertar la punta del pulgar en la empuñadura del pulgar no más allá _____.
    a. del segundo nudillo   c. del primer nudillo
    b. de la cutícula   d. de la punta de la uña   ____

18. Debe practicar abrir y cerrar las tijeras solamente con _____ para manipular la hoja móvil de las tijeras.
    a. el dedo pulgar   c. el dedo índice
    b. el dedo meñique   d. la muñeca   ____

19. Sujetar las tijeras con la palma de la mano es cerrar las tijeras y tenerlas en la palma mientras _____.
    a. desinfecta las tijeras   c. corta el cabello
    b. afila las tijeras   d. peina el cabello   ____

20. ¿Qué procedimiento permite que los dos primeros dedos de una mano queden libres para controlar el cabello mientras que la mano que sostiene la tijera queda libre para cortar la sección de cabello?
    a. Suavizado de la navaja.
    b. Transferencia y sujeción del peine con la palma de la mano.
    c. Afilado de la navaja.
    d. Sujeción de las tijeras con la palma de la mano.   ____

21. ¿Qué herramienta se usa para el trabajo de acabado y detalle?
    a. Maquinillas con cuchillas ajustables.
    b. Peines de metal.
    c. Maquinillas con cuchillas desmontables.
    d. Contorneadoras.   ____

22. Las maquinillas de cuchillas ajustables tienen cuchillas ajustables que se fijan a la unidad con _____.
    a. protectores de maquinillas   c. tornillos
    b. una presilla colgante   d. un amortiguador   ____

23. ¿Para qué tipo de cabellos se usarían maquinillas eléctricas con un motor de pivote?
    a. Grueso, denso o húmedo.   c. Grueso y seco.
    b. Todos los tipos.   d. Seco y fino.   ____

24. ¿En qué tipo de motor de maquinillas eléctricas las cuchillas tiran en una dirección?
   a. Pivote.
   b. Universal.
   c. Giratorio.
   d. Magnético. ____

25. Las cuchillas de las maquinillas suelen estar hechas de acero al carbono de alta calidad o _____.
   a. grafito
   b. cerámica
   c. caucho duro
   d. plástico ____

26. ¿De qué manera también se conocen las protecciones de las maquinillas?
   a. Peines accesorios.
   b. Modeladoras de cabello.
   c. Tijeras para armonizar.
   d. Terminadoras. ____

27. La técnica que utilizan los barberos para sostener las maquinillas con mayor frecuencia queda determinada por _____.
   a. el estilo de la maquinilla
   b. las instrucciones del fabricante
   c. la sección de la cabeza en la que están trabajando
   d. el peinado ____

28. Un regla general que se debe seguir indica que el barbero debe sostener las maquinillas de manera tal que se logre _____.
   a. el corte más próximo
   b. uniformidad en el corte
   c. un corte más rápido y más preciso
   d. el libre movimiento de la muñeca ____

29. ¿Cuál es la navaja predilecta en la profesión de barbero?
   a. Cortadora.
   b. Recta.
   c. De seguridad.
   d. Maquinilla pequeña. ____

30. Debe evitar calificar una navaja simplemente por _____.
   a. su color o diseño
   b. su calidad
   c. las recomendaciones de otro barbero
   d. el fabricante ____

31. ¿Qué tipo de navaja suele utilizarse casi de manera exclusiva en las barberías porque ayuda a cumplir con los estándares de control de infecciones?
   a. Modelador de cabello.
   b. Navaja recta convencional.
   c. Navaja recta con hoja intercambiable.
   d. Navaja modeladora. ____

32. El método para reemplazar la hoja en una navaja intercambiable variará según _____.
a. el modelo
b. el procedimiento
c. la afeitada
d. la técnica para sostenerla ___

33. Si el mango de la navaja está en posición extendida con el pulgar y los dos primeros dedos casi tocándose en el vástago, esta es la técnica para _____.
a. suavizado
b. afilado
c. afeitada
d. corte de cabello ___

34. Si la almohadilla del pulgar y los dos primeros dedos están ubicados en el lado plano de los vástagos con el mango doblado hacia arriba para permitir que el meñique se apoye en la espiga, esta es la técnica para _____.
a. afeitada
b. afilado
c. corte de cabello
d. suavizado ___

35. ¿Cuál de las siguientes posiciones da mayor control de la navaja al afilar y suavizar?
a. La almohadilla del pulgar sostiene la navaja en la parte inferior del vástago y el meñique se apoya en la espiga con los dos o tres primeros dedos en la parte superior del vástago.
b. La almohadilla del pulgar y los dos primeros dedos están ubicados en el lado plano de los vástagos con el mango doblado hacia arriba para permitir que el meñique se apoye en la espiga.
c. La almohadilla del pulgar y los dos primeros dedos están ubicados en los lados planos del vástago con el mango en posición recta.
d. El mango de la navaja está en posición extendida con el pulgar y los dos primeros dedos casi tocándose en el vástago. ___

36. Cuando una navaja está _____ adecuadamente, adquiere el grado de dureza que se necesita para un buen borde cortante.
a. acabada
b. equilibrada
c. templada
d. dimensionada ___

37. ¿Cuál de las siguientes opciones se refiere al peso y la longitud de la hoja en relación al peso y la longitud del mango?
a. El tamaño de la navaja.
b. El filo de la navaja.
c. El templado de la navaja.
d. El equilibrio de la navaja. ___

38. ¿Qué se utiliza para afilar el acero y darle a la hoja de la navaja un borde cortante efectivo?

    a. El templado.   **c.** La piedra de afilar.

    b. El suavizador.   **d.** El filo.   ____

39. Un borde perfecto o liso de la navaja tiene dientes finos y tiende a entrar en la uña _____.

    a. sin poder de corte

    b. con un agarre liso y uniforme

    c. con una sensación de entrecortado

    d. con un sonido áspero, chillón   ____

40. La dirección del borde la hoja en el suavizado es la inversa de la que se usa en _____.

    a. el afilado   **c.** la preparación

    b. el golpeteo   **d.** el marcado de bordes ____

41. ¿Qué ritmo se prefiere para suavizar?

    a. Lento.   **c.** Rápido.

    b. Desigual.   **d.** Moderado.   ____

42. ¿Qué tipo de sillas normalmente son de menor tamaño y no suelen tener apoyacabeza?

    a. Mecanizadas.   **c.** Para peinar.

    b. Hidráulicas.   **d.** De barbero.   ____

43. ¿Qué tipo de toallas se prefieren para lavado con champú y servicios químicos debido a sus cualidades absorbentes?

    a. Sintéticas.   **c.** De papel.

    b. Tela de toalla.   **d.** De vinilo.   ____

44. En los espumadores eléctricos se usa jabón _____.

    a. en crema líquido   **c.** vegetal

    b. suave   **d.** duro   ____

45. ¿Cuál de los siguientes necesita un calentador para su calentamiento?

    a. Plancha para alisar eléctrica.

    b. Cepillo de planchado.

    c. Rizador eléctrico.

    d. Plancha térmica convencional (de Marcel).   ____

46. ¿Qué máquina introduce productos solubles en agua en la piel durante un tratamiento facial?
    a. Electroterapia.
    b. Tesla.
    c. Galvánica.
    d. Alta frecuencia.   ____

47. ¿Qué método ya no se considera una opción segura e higiénica para la eliminación de cabello suelto?
    a. Bandas de papel para el cuello.
    b. Brocha para remover el cabello cortado.
    c. Sistemas de succión.
    d. Toallas de papel.   ____

48. ¿Que método de eliminación de cabello no facilita una limpieza completa?
    a. Bandas de papel para el cuello.
    b. Sistemas de succión.
    c. Toallas de tela.
    d. Toallas de papel.   ____

49. ¿Qué tipo de toalla usaría para una envoltura con toalla?
    a. Prevaporizada.
    b. Brocha para remover el cabello.
    c. Para peinar.
    d. Tela de toalla 100 por ciento algodón   ____

50. ¿Cómo debe tomar la toalla para una envoltura con toalla?
    a. De manera tirante.
    b. Sin apretar.
    c. A lo largo.
    d. De manera vertical.   ____

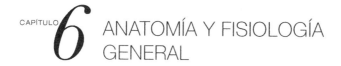

6 ANATOMÍA Y FISIOLOGÍA GENERAL

PREGUNTAS DE OPCIÓN MÚLTIPLE

1. ¿Cómo se llama el estudio de las funciones y las actividades que realizan las estructuras del cuerpo?
   a. Osteología.
   c. Anatomía.
   b. Fisiología.
   d. Histología. ____

2. El estudio de las estructuras del cuerpo humano que se pueden observar a simple vista y la forma en que se organizan sus partes es la _____.
   a. fisiología
   c. miología
   b. histología
   d. anatomía ____

3. El estudio de las estructuras diminutas que se encuentran en los tejidos vivos se conoce como _____.
   a. patología
   c. histología
   b. fisiología
   d. miología ____

4. ¿Qué es la sustancia gelatinosa e incolora que se encuentra en el interior de las células y en la que están presentes elementos de la alimentación tales como proteínas, grasas, carbohidratos, sales minerales y agua?
   a. Centríolos.
   c. Plasma.
   b. Citoplasma.
   d. Protoplasma. ____

5. ¿Qué parte de la célula cumple una función importante en la reproducción celular y el metabolismo?
   a. Núcleo.
   c. Protoplasma.
   b. Membrana celular.
   d. Citoplasma. ____

6. La mitosis es el proceso común de reproducción celular de los tejidos humanos que se produce cuando la célula se divide en dos células idénticas llamadas _____.
   a. receptores
   c. células hijas
   b. centriolos
   d. neuronas ____

7. ¿Qué parte de la célula es necesaria para crecer, reproducirse y autorrepararse?
   a. Protoplasma.
   c. Núcleo.
   b. Citoplasma.
   d. Membrana celular. ____

8. ¿Qué tipo de tejido que lleva mensajes desde y hacia el cerebro, y controla y coordina todas las funciones corporales?
   a. Epitelial.   c. Conectivo.
   b. Muscular.   d. Nervioso.   ____

9. Un ejemplo de tejido conectivo es _____.
   a. las membranas mucosas
   b. la piel
   c. la sangre
   d. el revestimiento del corazón   ____

10. Los tejidos corporales se componen de grandes cantidades de _____.
    a. grasas   c. minerales
    b. agua   d. nutrientes   ____

11. ¿Qué tipo de tejido brinda suavidad y contorno al cuerpo?
    a. Nervioso.   c. Muscular.
    b. Epitelial.   d. Adiposo.   ____

12. El tejido nervioso está compuesto de células especiales llamadas _____.
    a. células microscópicas   c. células hijas
    b. neuronas   d. células intersticiales ____

13. _____ son grupos de órganos corporales que actúan conjuntamente para llevar a cabo una o más funciones.
    a. Las conexiones corporales   c. Los sistemas del cuerpo
    b. La fisiología del cuerpo   d. Los tejidos corporales ____

14. Las estructuras compuestas de tejidos especializados diseñados para realizar funciones específicas en plantas y animales se denominan _____.
    a. sistemas   c. órganos
    b. nervios   d. células   ____

15. La _____ es el estudio de la anatomía, la estructura y la función de los huesos.
    a. osteología   c. histología
    b. patología   d. miología   ____

16. ¿Cuál de los siguientes huesos une todos los huesos del cráneo?
    a. Parietal.   c. Esfenoides.
    b. Etmoides.   d. Temporal.   ____

17. ¿Qué huesos de la cara también se denominan huesos malares o pómulos?
    a. Lagrimales.   c. Mandíbula.
    b. Zigomático.   d. Maxilares.   ____

18. Una de las funciones primarias del sistema óseo es
    _____.
    a. servir de unión para los órganos internos
    b. proteger las distintas estructuras internas
    c. almacenar la mayor parte de la provisión
       de grasa del cuerpo
    d. colaborar en la producción de glóbulos
       blancos y rojos   ____

19. ¿Cuál es el hueso más grande del brazo, que se extiende
    desde el hombro hasta el codo?
    a. Húmero.   c. Radio.
    b. Cúbito.   d. Carpo.   ____

20. ¿Qué tipo de músculos se encuentran en los órganos
    internos del cuerpo como el estómago y los intestinos?
    a. Voluntarios.   c. No estriados (lisos).
    b. Estriados (rayados)   d. Cardíacos.   ____

21. La parte del músculo que se mueve y está más alejada del
    esqueleto es _____.
    a. el origen   c. el vientre
    b. la fibra   d. la inserción   ____

22. ¿Qué armazón óseo funciona como una cubierta protectora
    para el corazón, los pulmones y otros órganos internos
    delicados?
    a. El cráneo.
    b. El tórax.
    c. Las vértebras cervicales.
    d. La columna vertebral.   ____

23. El tejido muscular se puede estimular con corriente eléctrica
    que puede ser de alta frecuencia o _____.
    a. corriente farádica   c. vaporizadores
    b. rayos infrarrojos   d. rayos ultravioleta   ____

24. El músculo que mueve el cuero cabelludo hacia atrás
    se conoce como músculo _____.
    a. aponeurosis epicraneal   c. epicráneo
    b. frontal   d. occipital   ____

25. ¿Qué músculo es el músculo circular de la órbita del ojo,
    que permite cerrar el párpado?
    a. Elevador del párpado superior.
    b. Corrugador.
    c. Orbicular de los párpados.
    d. Prócero.   ____

26. El músculo de la boca que mueve la comisura de la boca hacia delante y hacia atrás, como al sonreír, se conoce como músculo _____.
    a. bucinador
    b. risorio
    c. triangular de los labios
    d. mentón
    ___

27. El músculo dorsal ancho _____.
    a. ayuda a extender el brazo alejándolo del cuerpo
    b. ayuda a la respiración
    c. tira del labio superior hacia atrás, hacia arriba y hacia afuera
    d. ayuda en el movimiento oscilatorio del brazo
    ___

28. El tríceps es un músculo grande que _____.
    a. permite que el brazo se extienda hacia fuera y hacia el costado del cuerpo
    b. eleva el antebrazo y flexiona el codo
    c. produce el contorno del lado frontal e interno de la parte superior del brazo
    d. cubre toda la parte posterior de la parte superior del brazo y extiende el antebrazo
    ___

29. El músculo del antebrazo que gira el radio hacia afuera y la palma hacia arriba es el _____.
    a. pronador
    b. extensor
    c. supinador
    d. flexor
    ___

30. El sistema muscular cubre, da forma y sostiene el esqueleto, y su función es ayudar a _____.
    a. producir glóbulos blancos y rojos
    b. producir movimiento dentro del cuerpo
    c. equilibrar la temperatura corporal
    d. transportar los desechos y las impurezas fuera de las células
    ___

31. Un ejemplo de articulación inmóvil es _____.
    a. el cráneo
    b. la cadera
    c. el codo
    d. la rodilla
    ___

32. La inflamación dolorosa que afecta al área del carpo (muñeca) puede ser causada por _____.
    a. calor
    b. mantener la muñeca extendida
    c. estar de pie mucho tiempo
    d. movimientos repetitivos
    ___

33. ¿Qué sistema del cuerpo ayuda a regular la temperatura corporal?
   a. Circulatorio.
   b. Nervioso.
   c. Integumentario.
   d. Linfático/inmunitario. ____

34. _____ son secreciones, como la insulina, la adrenalina y el estrógeno, que estimulan la actividad funcional u otras secreciones del cuerpo.
   a. Las hormonas   c. El líquido intersticial
   b. El plasma   d. El protoplasma ____

35. El sistema _____ está formado por el corazón, las arterias, las venas y los capilares que distribuyen la sangre por todo el cuerpo.
   a. endocrino   c. respiratorio
   b. circulatorio   d. linfático/inmunitario ____

36. ¿Qué tipo de glándulas liberan secreciones hormonales directamente al torrente sanguíneo?
   a. Exocrinas.   c. Endocrinas.
   b. Hormonales.   d. De conducto. ____

37. ¿Cuál de los siguientes ayuda a eliminar los desechos y las impurezas de las células antes de volver al sistema circulatorio?
   a. Linfa.   c. Plasma.
   b. Sangre.   d. Líquido intersticial. ____

38. ¿De qué sistema del cuerpo forma parte el bazo?
   a. Reproductor.   c. Circulatorio.
   b. Endocrino.   d. Linfático/inmunitario. ____

39. Los nervios cervicales se originan en _____.
   a. el cerebro   c. el cuero cabelludo
   b. la médula espinal   d. el corazón ____

40. ¿Cuál de las siguientes opciones transporta la sangre con desechos hacia el corazón y los pulmones para limpiarla y nutrirse de oxígeno?
   a. Venas.   c. Capilares.
   b. Arterias   d. Arteriolas. ____

41. Aproximadamente, ¿qué porcentaje de la sangre es agua?
   a. 40 por ciento.   c. 80 por ciento.
   b. 50 por ciento.   d. 25 por ciento. ____

42. En la mano, ¿qué permite unir los dedos?
    a. Los aductores.
    b. Los flexores.
    c. Los abductores.
    d. Los extensores. ____

43. ¿Qué sistema del cuerpo controla y coordina las funciones de todos los demás sistemas y los hace funcionar de manera eficiente y armoniosa?
    a. Respiratorio.
    b. Endocrino.
    c. Nervioso.
    d. Circulatorio. ____

44. ¿Qué controla el estado de consciencia y todas las actividades mentales, las funciones de los cinco sentidos y las acciones de los músculos voluntarios?
    a. El sistema nervioso periférico.
    b. El sistema nervioso autónomo.
    c. El sistema nervioso somático.
    d. El sistema nervioso central. ____

45. Los nervios sensoriales, también conocidos como nervios _____, llevan impulsos o mensajes desde los órganos de los sentidos al cerebro.
    a. aferentes
    b. reflejos
    c. eferentes
    d. axón ____

46. ¿Qué tipo de nervio envía impulsos a la parte superior del rostro?
    a. Infratroclear.
    b. Maxilar.
    c. Oftálmico.
    d. Mandibular. ____

47. ¿Qué sistema del cuerpo transmite el código genético de una generación a otra?
    a. Sistema linfático/inmunitario.
    b. Endocrino.
    c. Reproductor.
    d. Integumentario. ____

48. El sistema del cuerpo que afecta el crecimiento, el desarrollo, las funciones sexuales y la salud de todo el cuerpo es el sistema _____.
    a. integumentario
    b. linfático/inmunitario
    c. reproductor
    d. endocrino ____

49. Una de las funciones primarias de sistema linfático/inmunitario es _____.
    a. proporcionar un ambiente líquido adecuado para las células
    b. regular la temperatura corporal
    c. ayudar a producir movimiento dentro del cuerpo
    d. sostener el esqueleto ____

50. El cerebro es la parte del sistema nervioso central contenida en _____.

    a. el tórax   **c.** la columna vertebral

    b. el cráneo   **d.** la terminal del axón   ____

51. Las terminaciones nerviosas sensoriales se denominan _____ y se encuentran cerca de la superficie de la piel.

    a. ganglios   **c.** receptores

    b. capilares   **d.** accesorios   ____

52. ¿Qué significa la palabra *integumento*?

    a. Mapa.   **c.** Hueso.

    b. Estudio de.   **d.** Cobertura natural.   ____

53. ¿Cuál de las siguientes opciones es la conexión entre dos o más huesos del esqueleto?

    a. Nervio.   **c.** Articulación.

    b. Tendón.   **d.** Ligamento.   ____

54. _____ son los huesos que se encuentran en los dedos; tres en cada dedo y dos en el pulgar.

    a. Las falanges   **c.** Los metacarpos

    b. Los huesos parietales   **d.** Los huesos temporales   ____

55. ¿Qué sistema del cuerpo depende de los sistemas óseo y nervioso para su adecuado funcionamiento?

    a. Circulatorio.   **c.** Reproductor.

    b. Muscular.   **d.** Integumentario.   ____

56. El sistema _____ está estrechamente conectado con el sistema cardiovascular, ya que ambos transportan flujos de fluidos.

    a. endocrino   **c.** linfático/inmunitario

    b. integumentario   **d.** reproductor   ____

57. ¿Qué arteria suministra sangre a la piel y los músculos del cuero cabelludo, y a la parte trasera de la cabeza hasta la coronilla?

    a. Auricular anterior.

    b. Auricular posterior.

    c. Facial transversal.

    d. Occipital.   ____

58. ¿De qué color es la sangre cuando está en las venas?

    a. Rojo claro.   **c.** Azul.

    b. Rojo oscuro.   **d.** Rojo brillante.   ____

59. ¿Qué vasos sanguíneos llevan los nutrientes hacia las células y recogen los desechos?
a. Capilares.
b. Arteriolas.
c. Arterias.
d. Vénulas. ____

60. ¿Aproximadamente cuántas veces por minuto late el corazón de un adulto normal?
a. 40 a 60.
b. 60 a 80.
c. 75 a 100.
d. 100 a 110. ____

61. ¿Cuál de los siguientes nervios se ve afectado durante los tratamientos faciales, principalmente cuando el cliente recibe masajes?
a. Trigémino.
b. Trifacial.
c. Facial.
d. Accesorio. ____

62. ¿Qué tipo de nervios transmiten impulsos desde el cerebro hacia los músculos o glándulas?
a. Aferentes.
b. Sensoriales.
c. Motores.
d. Receptores. ____

63. ¿Qué tipo de músculo es un músculo involuntario que no se repite en ninguna otra parte del cuerpo?
a. Estriado.
b. Cardíaco.
c. No estriado.
d. Rayado. ____

64. ¿Qué hueso tiene forma de U y sostiene a la lengua y sus músculos?
a. Malar.
b. Vértebras cervicales.
c. Mandíbula.
d. Hioide. ____

65. _____ son cuerdas blancuzcas compuestas de manojos de fibras nerviosas unidas por tejido conectivo.
a. Las dendritas
b. Los nervios
c. Las glándulas
d. Los axones ____

CAPÍTULO 7 CONCEPTOS BÁSICOS DE QUÍMICA

PREGUNTAS DE OPCIÓN MÚLTIPLE

1. ¿Qué término se aplica a todos los seres vivos y a aquellas cosas que alguna vez tuvieron vida?
   - **a.** Inorgánico.
   - **b.** Materia.
   - **c.** Orgánico.
   - **d.** Elemento. ____

2. La gasolina, las telas sintéticas, los plásticos y los pesticidas son todas sustancias orgánicas porque se fabrican a partir de _____.
   - **a.** el gas natural y petróleo
   - **b.** las partículas subatómicas
   - **c.** el cloruro de sodio
   - **d.** el ácido tioglicolato de amonio ____

3. Los metales, los minerales, el agua, el aire y el amoníaco son todos ejemplos de sustancias _____.
   - **a.** vivas
   - **b.** inorgánicas
   - **c.** naturales
   - **d.** orgánicas ____

4. La química orgánica es el estudio de las sustancias que contienen el elemento _____.
   - **a.** oxígeno
   - **b.** hidrógeno
   - **c.** azufre
   - **d.** carbono ____

5. ¿Qué se define como todo aquello que ocupa espacio (volumen) y tiene masa (peso)?
   - **a.** Átomos.
   - **b.** Moléculas.
   - **c.** Materia.
   - **d.** Elementos. ____

6. En la actualidad hay 118 elementos diferentes conocidos para la ciencia. ¿Cuántos de ellos existen de manera natural en la Tierra?
   - **a.** 116.
   - **b.** 98.
   - **c.** 50.
   - **d.** 76. ____

7. ¿Cuáles de los siguientes representan la unidad básica de toda la materia?
   - **a.** Electrones.
   - **b.** Protones.
   - **c.** Moléculas.
   - **d.** Átomos. ____

8. El _____ es el elemento más común que se halla en el universo conocido.

   a. hidrógeno   **c.** dióxido de carbono

   b. oxígeno   **d.** sodio   ____

9. Un ejemplo de una molécula elemental es _____.

   a. el peróxido de hidrógeno

   b. la sal de mesa común

   c. el agua

   d. el oxígeno en el aire   ____

10. Al ser la unidad básica de la materia, _____ no puede(n) dividirse en sustancias más simples a través de medios químicos comunes.

    a. las moléculas   **c.** los átomos

    b. el oxígeno   **d.** el agua   ____

11. El hierro oxidado y la madera quemada son ejemplos de un cambio ¿en qué tipo de propiedades?

    a. Químicas.   **c.** Mecánicas.

    b. Físicas.   **d.** Eléctricas.   ____

12. ¿Qué compuesto químico puede existir en los tres estados de la materia según su temperatura?

    a. Dióxido de carbono.   **c.** Agua.

    b. Hidrógeno.   **d.** Oxígeno.   ____

13. Un ejemplo de cambio físico es _____.

    a. el hierro que se oxida

    b. el hielo que se transforma en agua

    c. la madera que se quema

    d. la oxidación   ____

14. En el aclarado del cabello, ¿qué sustancia oxida los pigmentos de la melanina en el cabello dejándolo más claro?

    a. Cloruro de sodio.

    b. Agua.

    c. Ácido tioglicolato de amonio.

    d. Peróxido de hidrógeno.   ____

15. Un ejemplo de cambio químico es _____.

    a. el agua que se transforma en hielo

    b. el hielo que se transforma en agua

    c. la oxidación de productos de coloración de cabello

    d. la coloración temporal   ____

16. _____ se refiere a la pérdida de oxígeno o a la incorporación de hidrógeno.

   a. La aplicación   **c.** La reacción
   b. La reducción   **d.** La oxidación   ____

17. Al usar un neutralizador de ondulación permanente, _____.

   a. el H_2O_2 pierde oxígeno
   b. la solución para ondulación se oxida
   c. la coloración gana oxígeno del H_2O_2
   d. el cabello se oxida al eliminar el hidrógeno   ____

18. Cuando se combina una sustancia con oxígeno, la sustancia _____.

   a. se oxida   **c.** se une
   b. se reduce   **d.** se combina   ____

19. La oxidación y la reducción siempre se producen simultáneamente y se conocen como reacciones _____.

   a. de oxidación rápida   **c.** de oxidación-reducción
   b. endotérmicas   **d.** exotérmicas   ____

20. ¿Qué tipo de reacción química requiere la absorción de energía o de calor de una fuente externa para poder producirse?

   a. Endotérmica.
   b. Neutralización ácido-álcali.
   c. Exotérmica.
   d. Oxidación-reducción.   ____

21. ¿Cuál de los siguientes es un ejemplo de sustancia pura?

   a. Hormigón.   **c.** Polvo.
   b. Lámina de aluminio.   **d.** Solución acuosa de sal   ____

22. _____, que también se llaman álcalis, son compuestos de hidrógeno, un metal y oxígeno.

   a. Los óxidos   **c.** Los ácidos
   b. Las sales   **d.** Las bases   ____

23. ¿Qué color adopta el papel de tornasol azul en contacto con un ácido?

   a. Azul más oscuro.   **c.** Verde.
   b. Rojo.   **d.** Amarillo.   ____

24. _____ es una mezcla estable y uniforme de dos o más sustancias miscibles que se crea al disolver una sustancia sólida, líquida o gaseosa en otra sustancia.

a. Una suspensión   c. Una solución

b. Un solvente   d. Un soluto   ____

25. ¿Cuál de las siguientes opciones permite que el aceite y el agua se mezclen o emulsionen al reducir la tensión superficial?

a. Surfactante.   c. Emulsión.

b. Suspensión.   d. Solución.   ____

26. Un ejemplo de una emulsión de agua en aceite es _____.

a. la loción de calamina   c. el hamamélide

b. la mayonesa   d. una crema fría   ____

27. Los _____ son ejemplos de emulsiones que se utilizan en los servicios de barbería.

a. polvos

b. champús y acondicionadores

c. tónicos para el cabello

d. jabones   ____

28. _____ es la suspensión de un líquido disperso en otro.

a. Una emulsión   c. Una solución

b. Un surfactante   d. Un solvente   ____

29. Un ion con carga _____ se denomina anión.

a. positiva   c. negativa

b. ionizada   d. natural   ____

30. La escala de pH mide la concentración de iones de hidrógeno en soluciones _____ ácidas y alcalinas.

a. inestables   c. líquidas

b. de peróxido de hidrógeno   d. a base de agua   ____

31. ¿Qué indica un pH menor que 7?

a. Una solución logarítmica.   c. Una solución ácida.

b. Una solución alcalina.   d. Una solución neutra.   ____

32. Las letras pH significan _____, que es el grado relativo de acidez o alcalinidad de una sustancia.

a. potencial de hidrógeno

b. potencial de hidróxido

c. hidrógeno parcial

d. parcialmente hidrófilo   ____

33. Las soluciones no acuosas, como el alcohol o el aceite, no tienen _____.
   a. masa
   b. pH
   c. sus propias propiedades físicas y químicas distintivas
   d. volumen o forma ____

34. ¿Cuál es el pH promedio del cabello y la piel?
   a. 3.5.   c. 7.5.
   b. 9.   d. 5. ____

35. Las soluciones ácidas tienden a _____ el cabello.
   a. aumentar el volumen   c. suavizar
   b. endurecer   d. relajar ____

36. ¿Qué tipo de reacción pueden lograr los champús de acidez balanceada y las lociones neutralizantes asociadas con los alisadores de hidróxido?
   a. Endotérmica.
   b. Exotérmica.
   c. Neutralización ácido-álcali
   d. Oxidación-reducción. ____

37. ¿Qué ingrediente catiónico común se usa en champús para la caspa?
   a. Cocamida.
   b. Anfotérico I-20.
   c. Compuestos de amonio cuaternario.
   d. Lauril sulfato de sodio. ____

38. ¿Qué tipo de champús son formulaciones suaves diseñadas para evitar la eliminación de la coloración del cabello?
   a. pH equilibrado.   c. Equilibrante.
   b. De limpieza profunda.   d. Para realzar el color. ____

39. Los champús _____ están formulados para dejar el cabello más suave y brillante, y evitar daños en el cabello tratado químicamente.
   a. equilibrantes   c. medicados
   b. acondicionadores   d. de limpieza profunda ____

40. Un ejemplo de acondicionador instantáneo es el _____.
   a. aerosol para secado
   b. producto de ondulación permanente
   c. enjuague para desenredar
   d. enjuague para la caspa ____

41. ¿Cuáles de los siguientes son compuestos químicos que atraen y retienen la humedad de la atmósfera?

a. Siliconas.
c. Aceites minerales.
b. Alcoholes grasos.
d. Hidratantes. ____

42. ¿Qué productos se usan para estimular la circulación de la superficie del cuero cabelludo, eliminar la caspa suelta o dar docilidad, brillo y control al cabello?

a. Protectores térmicos.
b. Tónicos para el cabello.
c. Acondicionadores medicados.
d. Acondicionadores instantáneos. ____

43. Los acondicionadores con proteínas concentradas se usan para _____.

a. aumentar la resistencia a la tensión del cabello
b. ayudar a controlar problemas menores de caspa y del cuero cabelludo
c. ayudar a equilibrar la porosidad de tallo del cabello
d. ayudar a cerrar las escamas de la cutícula ____

44. ¿Cuál de las siguientes opciones sirve para extraer el vello arrancándolo del folículo?

a. Compresas.
c. Depiladores.
b. Máscaras.
d. Depilatorios. ____

45. Los productos para peinados normalmente están hechos de formulaciones de polímero y resina que están diseñadas para dar cuerpo y textura al cabello. Un ejemplo es _____.

a. espumas
b. lociones para el cuero cabelludo
c. pomadas
d. cremaslimpiadoras ____

46. Entre los posibles ingredientes de las cremas para el tratamiento de arrugas se encuentran las hormonas y _____.

a. la proteína hidrolizada
c. el almidón
b. la glicerina
d. el colágeno ____

47. ¿Hasta qué porcentaje de alcohol pueden contener los astringentes?

a. 50 por ciento.
c. 35 por ciento.
b. 15 por ciento.
d. 20 por ciento. ____

48. Las cremas hidratantes están diseñadas para tratar _____.

a. la acumulación de aceite
c. la caspa
b. la sequedad
d. las arrugas ____

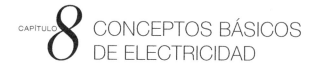

CAPÍTULO **8** CONCEPTOS BÁSICOS DE ELECTRICIDAD

PREGUNTAS DE OPCIÓN MÚLTIPLE

1. Las herramientas y los aparatos reparados incorrectamente pueden causar _____.
   a. presión eléctrica
   b. disyuntores quemados
   c. hebras de metal retorcido
   d. corriente alterna ____

2. _____ es el flujo de electricidad a través de un conductor.
   a. Un reóstato
   b. Un aislante
   c. Una corriente eléctrica
   d. Un circuito eléctrico ____

3. La electricidad es una forma de energía creada por el flujo de electrones entre _____.
   a. átomos
   b. ácidos
   c. sales
   d. metales ____

4. La electricidad no es materia porque no _____.
   a. controla la corriente en un circuito
   b. produce una reacción química
   c. atraviesa o cruza la materia y el espacio
   d. ocupa espacio ni tiene masa ____

5. ¿Qué puede atravesar o cruzar la materia y el espacio?
   a. La luz ultravioleta.
   b. La electricidad.
   c. Los diodos emisores de luz.
   d. La radiación electromagnética. ____

6. Un _____ es un resistor ajustable que se usa para controlar la corriente dentro de un circuito.
   a. rectificador
   b. aislante
   c. reóstato
   d. instrumento que funciona a batería ____

7. ¿Cuál de las siguientes opciones se considera un buen conductor?
   a. Caucho.
   b. Cemento.
   c. Seda.
   d. Soluciones acuosas de ácidos y sales. _____

8. ¿Qué mide el voltio?
   a. La presión eléctrica.
   b. La fuerza o velocidad de una corriente eléctrica.
   c. La resistencia eléctrica.
   d. Cuánta energía eléctrica se usa en un segundo. _____

9. La electricidad de una casa se mide en _____.
   a. amperios   c. miliamperios
   b. kilovatios por hora d. ohmios _____

10. ¿Qué dispositivo de seguridad previene el recalentamiento de los cables eléctricos, ya que evita que una excesiva cantidad de corriente pase por un circuito?
    a. Enchufe de tres patas.
    b. Interruptor de circuito por falla a tierra.
    c. Fusible.
    d. Disyuntor. _____

11. En los circuitos eléctricos modernos, ¿cuál de los siguientes ha reemplazado a los fusibles y se puede restablecer?
    a. Disyuntores.
    b. Resistores ajustables.
    c. Rectificadores.
    d. Interruptores de circuito por falla a tierra. _____

12. Todos los artefactos eléctricos deben tener al menos dos conexiones eléctricas. Una conexión es _____ y la otra es _____.
    a. caliente, fría   c. activa, caliente
    b. neutra, fría   d. neutra, activa _____

13. ¿Cómo se debe desconectar un artefacto?
    a. Tirando del cable.
    b. Pisando el cable.
    c. Tirando del enchufe.
    d. Girando el enchufe. _____

14. ¿Qué no se debe tocar mientras se usa un artefacto eléctrico?
    a. Caucho.   c. Vidrio.
    b. Plástico.   d. Metal. _____

15. _____ indica el polo negativo o positivo de una corriente eléctrica.

a. La actividad   **c.** La elasticidad

b. La polaridad   **d.** La modalidad   ____

16. ¿Qué tipo de corriente es una CC, con un polo negativo y uno positivo, que se reduce a un nivel de voltaje bajo seguro?

a. Alta frecuencia.   **c.** Tesla.

b. Microcorriente agregada.   **d.** Galvánica.   ____

17. ¿Qué proceso introduce productos solubles en agua en la piel?

a. Iontoforesis.   **c.** Cataforesis.

b. Desincrustación.   **d.** Anaforesis.   ____

18. ¿Durante qué proceso se usa corriente galvánica para crear una reacción química que actúa para emulsionar el sebo y las impurezas en los poros?

a. Cataforesis.   **c.** Desincrustación.

b. Anaforesis.   **d.** Iontoforesis.   ____

19. ¿Qué efecto pueden producir las microcorrientes?

a. Reducir el tono muscular.

b. Producir una apariencia más suave en la piel envejecida.

c. Disminuir el metabolismo.

d. Restaurar la elasticidad.   ____

20. ¿Qué corriente se denomina comúnmente *rayo violeta* y se utiliza para tratamientos faciales y del cuero cabelludo?

a. Electroterapia.

b. Galvánica.

c. Corriente de alta frecuencia Tesla.

d. Microcorriente.   ____

21. Los rayos gama se usan _____.

a. para centrales nucleares

b. en medicina y odontología

c. para servicios de terapia de luz

d. en hornos de microondas   ____

22. ¿Qué rayos de luz se utilizan en radiación germicida ultravioleta para inactivar o destruir microorganismos?

a. Luz visible.   **c.** Rayos UVC.

b. Rayos UVB.   **d.** Luz infrarroja.   ____

23. En el campo de la barbería, nos interesan los rayos invisibles que se encuentran en los dos extremos del espectro de luz visible: los rayos infrarrojos, que producen calor, y los rayos ultravioleta, que producen _____.
   a. reacciones químicas y germicidas
   b. acciones mecánicas
   c. corriente eléctrica
   d. reacciones magnéticas   ____

24. Dentro del espectro de luz visible, el _____ tiene la longitud de onda más corta, mientras que el _____ tiene la más larga.
   a. amarillo, rojo   **c.** amarillo, verde
   b. violeta, rojo   **d.** violeta, índigo   ____

25. ¿Qué luz también se conoce como luz fría o luz actínica?
   a. Electromagnética.   **c.** Infrarroja.
   b. Visible.   **d.** Ultravioleta.   ____

26. ¿Qué dispositivo médico se usa para disminuir el acné, aumentar la circulación de la piel y mejorar el contenido de colágeno en la piel?
   a. Fototermólisis selectiva.
   b. Lámpara terapéutica.
   c. Diodo emisor de luz (LED).
   d. Láser.   ____

27. Cuando se usan LED, ¿qué luz de color reduce el acné y las bacterias?
   a. Azul.   **c.** Amarilla.
   b. Roja.   **d.** Verde.   ____

28. Cuando se usan bombillas terapéuticas, ¿qué luz se puede usar para tratar el acné, la tinea, la seborrea y la caspa?
   a. Blanca.   **c.** Azul.
   b. Ultravioleta.   **d.** Roja.   ____

29. ¿Qué dispositivo médico está diseñado para emitir un rayo de luz intenso a una profundidad específica y a un área objetivo específica sin dañar los tejidos circundantes?
   a. Los diodos emisores de luz.
   b. El microondas.
   c. Las lámparas terapéuticas.
   d. El láser.   ____

30. Siempre hay que proteger _____ del cliente durante los tratamientos con terapia de luz.
   a. las orejas   **c.** los ojos
   b. el cabello   **d.** la piel   ____

CAPÍTULO *9* LA PIEL: ESTRUCTURA, TRASTORNOS Y ENFERMEDADES

PREGUNTAS DE OPCIÓN MÚLTIPLE

1. ¿En qué parte del cuerpo la piel es más delgada?
   - **a.** Los hombros.
   - **b.** Los párpados.
   - **c.** El cuero cabelludo.
   - **d.** La manos.   ____

2. ¿Cuál es la capa externa de la epidermis?
   - **a.** Estrato granuloso.
   - **b.** Estrato espinoso.
   - **c.** Estrato córneo.
   - **d.** Estrato lúcido.   ____

3. La epidermis no contiene _____, pero tiene muchas terminaciones nerviosas pequeñas.
   - **a.** melanina
   - **b.** queratina
   - **c.** proteína fibrosa
   - **d.** vasos sanguíneos   ____

4. ¿Qué capa de la epidermis es responsable del crecimiento de la epidermis?
   - **a.** Estrato germinativo.
   - **b.** Estrato córneo.
   - **c.** Estrato granuloso.
   - **d.** Estrato espinoso.   ____

5. El tejido subcutáneo, también conocido como tejido _____, es una capa de tejido graso debajo de la dermis.
   - **a.** elástico
   - **b.** fibroso
   - **c.** adiposo
   - **d.** conectivo   ____

6. ¿Qué sustancia lubrica la piel y mantiene la suavidad del cabello?
   - **a.** Colágeno.
   - **b.** Melanina.
   - **c.** Elastina.
   - **d.** Sebo.   ____

7. ¿Qué fibras nerviosas envían impulsos desde el cerebro para controlar el movimiento de los músculos?
   - **a.** Secretoras.
   - **b.** Sensoriales.
   - **c.** Motoras.
   - **d.** Receptoras.   ____

8. ¿Qué capa de la dermis contiene las glándulas linfáticas?
   - **a.** Reticular.
   - **b.** De células basales.
   - **c.** Granular.
   - **d.** Papilar.   ____

9. _____ proporcionan a la piel nutrientes en forma de proteínas, carbohidratos y grasas.
   a. El sebo y la linfa   **c.** El agua y el oxígeno
   b. La sangre y la linfa   **d.** La sangre y el agua   ____

10. ¿Qué puede ocurrirle a la piel cuando las fibras de colágeno se debilitan?
   a. Arrugas y flaccidez de la piel.
   b. Papilomas cutáneos.
   c. Tejido graso.
   d. Piel de gallina.   ____

11. El color de la piel, ya sea clara u oscura, depende de la genética y _____.
   a. el sebo   **c.** la melanina
   b. la queratina   **d.** el colágeno   ____

12. Una de las características más notorias de la piel envejecida es la _____.
   a. formación de espinillas   **c.** pérdida de color
   b. grasitud   **d.** pérdida de elasticidad   ____

13. ¿Qué sistema del cuerpo controla la actividad de las glándulas sudoríparas, que regulan la temperatura corporal y ayudan a eliminar los desechos del cuerpo?
   a. Circulatorio.   **c.** Endocrino.
   b. Nervioso.   **d.** Linfático/inmunitario.   ____

14. La capa externa de la epidermis está recubierta por una delgada capa de sebo, que hace que la piel sea _____.
   a. resistente al agua   **c.** absorbente
   b. firme   **d.** sensible   ____

15. ¿Qué afecta a la secreción de sebo?
   a. Lesión.   **c.** Calor.
   b. Patógenos.   **d.** Hormonas.   ____

16. ¿Cuánto transpiran los seres humanos diariamente?
   a. 1 galón.   **c.** 1 a 2 pintas.
   b. 1 a 2 tazas.   **d.** 1 a 2 cuartos de galón.   ____

17. _____ es una función de la piel que protege al cuerpo del medio ambiente.
   a. La secreción   **c.** La absorción
   b. La regulación de calor **d.** La excreción   ____

18. La piel protege el cuerpo contra lesiones y _____.
   a. dolor   **c.** patógenos
   b. presión   **d.** estrés emocional   ____

19. _____ es una pequeña ampolla o saco que contiene un fluido claro y que se extiende dentro de la epidermis o justo debajo de ella.
   a. Un tumor
   b. Un nódulo
   c. Un melanoma maligno
   d. Una vesícula   ____

20. Un ejemplo de ampolla es _____.
   a. el impétigo
   b. el acné grave
   c. el lipoma
   d. la mancha hepática   ____

21. ¿Cuál de las lesiones primarias siguientes exige la derivación a un médico?
   a. Melanoma maligno.
   b. Quiste.
   c. Pápula.
   d. Pústula.   ____

22. Una roncha puede ser causada por _____.
   a. el acné
   b. una hiedra venenosa
   c. una picadura de mosquito
   d. quemaduras de segundo grado   ____

23. Una masa celular anormal que varía de tamaño, forma y color es _____.
   a. un tumor
   b. un quiste
   c. una ampolla
   d. un nódulo   ____

24. Las manos o los labios agrietados o partidos gravemente se consideran _____.
   a. una úlcera
   b. una costra
   c. una fisura
   d. un queloide   ____

25. Una excoriación puede ser causada por _____.
   a. varicela
   b. psoriasis
   c. una reparación posoperatoria
   d. morderse las uñas   ____

26. ¿Cuál de las siguientes opciones es una cicatriz gruesa que se forma como resultado del crecimiento excesivo del tejido fibroso?
   a. Excoriación.
   b. Queloide.
   c. Cicatriz.
   d. Costra.   ____

27. ¿Qué tipo de lesiones se caracterizan por una acumulación de material sobre la superficie de la piel o por depresiones en la superficie de la piel?
   a. Secundarias.
   b. Menores.
   c. Primarias.
   d. Mayores.   ____

28. La psoriasis se caracteriza por _____.
    a. una acumulación de sebo y pus
    b. una placa delgada, seca u oleosa de escamas epidérmicas
    c. un agrietamiento de la piel que penetra la dermis
    d. una lesión abierta de la piel o de la membrana mucosa ____

29. ¿Cuál de las siguientes opciones es una infección viral
    recurrente que produce herpes labial o aftas que se
    caracterizan por una sola vesícula o un grupo de vesículas
    con bases rojas e hinchadas?
    a. Psoriasis.
    b. Eccema.
    c. Herpes simple de tipo 1
    d. Dermatitis por hiedra venenosa. ____

30. _____ se produce cuando ciertas sustancias irritantes,
    como sustancias químicas o tintes, dañan temporalmente la
    epidermis.
    a. La dermatitis de contacto irritante
    b. El eccema
    c. La psoriasis
    d. EL herpes simple de tipo 2 ____

31. ¿Cuál de las siguientes afecciones se puede propagar
    a otras partes del cuerpo por el contacto con manos,
    ropa u objetos contaminados?
    a. Dermatitis de contacto irritante.
    b. Dermatitis por hiedra venenosa.
    c. Eccema.
    d. Dermatitis. ____

32. _____ generalmente se presenta en el cuero
    cabelludo, los codos, lar rodillas, el pecho o la parte
    baja de la espalda, pero rara vez en la cara.
    a. El eccema
    b. El herpes simple de tipo 1
    c. El herpes simple de tipo 2
    d. La psoriasis ____

33. Las lesiones de dermatitis pueden adoptar formas variadas,
    como _____.
    a. ronchas   c. vesículas
    b. fisuras   d. nódulos ____

34. La grasitud excesiva en la piel o el cuero cabelludo también
    puede indicar la presencia de _____.
    a. milia   c. rosácea
    b. telangiectasia   d. seborrea ____

35. ¿Cuál de los siguientes trastornos de las glándulas sebáceas se suele asociar a bebés recién nacidos?
   a. Seborrea.
   b. Milias.
   c. Comedón abierto.
   d. Punto blanco.
   ____

36. ¿Qué trastorno de las glándulas sudoríparas puede presentar una amenaza para la vida y requiere atención médica?
   a. Anhidrosis.
   b. Bromidrosis.
   c. Hiperidrosis.
   d. Miliaria rubra.
   ____

37. La _____ causa transpiración con olor desagradable, normalmente perceptible en las axilas o en los pies.
   a. hiperidrosis
   b. miliaria rubra
   c. bromidrosis
   d. anhidrosis
   ____

38. ¿Qué trastorno de las glándulas sudoríparas es causado por la exposición al calor excesivo y normalmente desaparece en poco tiempo sin tratamiento?
   a. Bromidrosis.
   b. Hiperidrosis.
   c. Anhidrosis.
   d. Miliaria rubra.
   ____

39. ¿Cuál es el término técnico para referirse a las pecas?
   a. Vitíligo.
   b. Lentigos.
   c. Leucodermia.
   d. Hipopigmentación.
   ____

40. La ausencia del pigmento melanina en el cuerpo, incluso en la piel, el cabello y los ojos, se conoce como _____.
   a. albinismo
   b. leucodermia
   c. hiperpigmentación
   d. cloasma
   ____

41. ¿Cuál de los siguientes cambios en la pigmentación de la piel se suele llamar comúnmente manchas hepáticas en adultos mayores?
   a. Cloasma.
   b. Leucodermia.
   c. Lentigos.
   d. Nevus.
   ____

42. _____ resulta de una quemadura, una cicatriz, una inflamación o una enfermedad congénita que destruye las células productoras de pigmentos.
   a. El lentigo
   b. El vitíligo
   c. El albinismo
   d. La leucodermia
   ____

43. La piel con vitíligo se debe _____.
   a. proteger de la sobreexposición al sol
   b. exponer a la luz solar y al aire
   c. exfoliar o tratar por un dermatólogo
   d. tratar con antibióticos
   ____

44. ¿Cuál de las siguientes opciones también se conoce como marca de nacimiento?
    a. Mancha.
    c. Cloasma.
    b. Nevus.
    d. Vitíligo.　　____

45. Un callo es _____ que resulta de la presión o fricción continuas y repetidas sobre alguna parte de la piel.
    a. un cloasma
    c. un queratoma
    b. una verruga
    d. una leucodermia　　____

46. Todo cambio en un lunar requiere _____.
    a. extracción
    b. exfoliación
    c. protección contra la sobreexposición al sol
    d. atención médica　　____

47. ¿Cuál de las siguientes opciones es causada por un virus y es infecciosa?
    a. Lunar.
    c. Papiloma cutáneo.
    b. Lesión rugosa.
    d. Queratoma.　　____

48. _____ puede propagarse de una ubicación a otra, particularmente a lo largo de una raspadura en la piel.
    a. Una verruga
    c. Una leucodermia
    b. Un vitíligo
    d. Una hipopigmentación　　____

49. Si el engrosamiento de un callo se desarrolla hacia adentro, recibe el nombre de _____.
    a. verruga
    c. cuña
    b. lesión rugosa
    d. mancha　　____

50. ¿Dónde se producen los papilomas cutáneos con mayor frecuencia?
    a. En el rostro.
    c. En las manos y los pies.
    b. En el cuello y el pecho.
    d. En el cuero cabelludo.　　____

51. El cáncer de piel más común y menos grave es el _____.
    a. carcinoma basocelular
    b. melanoma de células basales
    c. carcinoma espinocelular
    d. melanoma maligno　　____

52. ¿Qué tipo de cáncer de piel se caracteriza por parches de color negro o marrón oscuro en la piel que pueden tener una textura dispareja, dentada o elevada?
    a. Melanoma espinocelular.
    b. Carcinoma basocelular.
    c. Melanoma maligno.
    d. Carcinoma espinocelular.　　____

53. La Sociedad Estadounidense del Cáncer recomienda el uso de una lista que utiliza la regla nemotécnica ABCDE del cáncer y que facilita el reconocimiento de un potencial cáncer de piel. ¿Qué significa la "D" en esta sigla?
    a. Diagnóstico.
    b. Duración.
    c. Distancia.
    d. Diámetro. ____

54. ¿Qué vitamina es importante para la reparación de la piel y los tejidos?
    a. D.
    b. C.
    c. A.
    d. E. ____

55. La vitamina E _____.
    a. estimula la curación rápida y saludable de la piel
    b. contribuye a la salud en general de la piel
    c. ayuda a combatir los efectos dañinos de la radiación solar
    d. es importante para la reparación de la piel y los tejidos ____

56. La Sociedad Estadounidense del Cáncer recomienda el uso de una lista que utiliza la regla nemotécnica ABCDE del cáncer y que facilita el reconocimiento de un potencial cáncer de piel. ¿Qué significa la "C" en esta sigla?
    a. Carácter.
    b. Color.
    c. Causa.
    d. Consistencia. ____

57. ¿Qué porcentaje de supervivencia tiene una persona con carcinoma basocelular cuando se diagnostica y trata tempranamente?
    a. 90 %.
    b. 62 %.
    c. 94 %.
    d. 100 %. ____

58. ¿Cuál de los siguientes cánceres de piel es el menos común de los cánceres, pero es 100 por ciento fatal si no se trata?
    a. Melanoma espinocelular.
    b. Carcinoma espinocelular.
    c. Carcinoma basocelular.
    d. Melanoma maligno. ____

59. La detección temprana del melanoma maligno puede tener una tasa de supervivencia de 94 % en cinco años, pero disminuye de manera drástica a 62 % una vez que llega _____.
    a. a los ganglios linfáticos
    b. al cuero cabelludo
    c. a las membranas mucosas
    d. al tejido fibroso ____

60. Es necesario usar una pantalla solar con _____ al exponerse al sol para proteger la piel.
    a. FPS 15
    b. FPS 30
    c. FPS 80
    d. FPS 100 ____

61. _____ y la protección son los factores más importantes para mantener la apariencia y la salud general de la piel.
   a. La consulta a un dermatólogo   c. La dieta
   b. El tratamiento médico   d. El diagnóstico   _____

62. ¿Cuál de las siguientes opciones es un punto o mancha pequeño de color amarronado en la piel, cuyo color varía del bronceado pálido al marrón o al negro azulado?
   a. Lunar.   c. Papiloma cutáneo.
   b. Lesión rugosa.   d. Verruga.   _____

63. El cambio en la pigmentación de la piel causado por la exposición al sol o a la luz ultravioleta se denomina _____.
   a. nevus   c. leucodermia
   b. mancha   d. bronceado   _____

64. Las características _____ incluyen ojos rosados y una piel sensible a la luz y que envejece tempranamente.
   a. de los lentigos   c. de la hiperpigmentación
   b. del albinismo   d. del vitíligo   _____

65. ¿Cuál de las siguientes opciones consta de manchas oscuras e irregulares que a veces se encuentran en el cuero cabelludo y en las orejas, y suelen ser detectadas por un barbero por primera vez?
   a. Melanomas.   c. Milias.
   b. Quistes sebáceos.   d. Comedones abiertos.   _____

66. Las heridas que no sanan o el sangrado imprevisto de la piel pueden ser síntomas de _____.
   a. trastornos de las glándulas sudoríparas
   b. hipertrofias
   c. cáncer de piel
   d. discromías   _____

10 PROPIEDADES Y TRASTORNOS DEL CABELLO Y EL CUERO CABELLUDO

CAPÍTULO

PREGUNTAS DE OPCIÓN MÚLTIPLE

1. ¿Cuál de las siguientes opciones es una depresión o cavidad en la piel o el cuero cabelludo en forma de tubo que contiene la raíz del cabello?
   - **a.** Arrector pili.
   - **b.** Folículo piloso.
   - **c.** Papila dérmica.
   - **d.** Bulbo piloso. ____

2. La parte inferior del bulbo piloso es hueca, y cubre y se encaja sobre _____.
   - **a.** la papila dérmica
   - **b.** las glándulas endocrinas
   - **c.** el músculo arrector pili
   - **d.** las glándulas sebáceas ____

3. ¿Cuál de las siguientes opciones contiene la sangre y los nervios que suministran los nutrientes necesarios para el crecimiento del cabello?
   - **a.** Papila dérmica.
   - **b.** Arrector pili.
   - **c.** Corteza.
   - **d.** Médula. ____

4. ¿Qué tipo de cuero cabelludo es resultado de las glándulas sebáceas que secretan demasiado sebo?
   - **a.** Escamoso.
   - **b.** Seco.
   - **c.** Graso.
   - **d.** Con escamas. ____

5. Los folículos pilosos se distribuyen por todo el cuerpo, a excepción de las palmas de las manos y _____.
   - **a.** los dedos
   - **b.** la parte superior de los pies
   - **c.** las orejas
   - **d.** las plantas de los pies ____

6. La capa más externa del cabello es _____.
   - **a.** la corteza
   - **b.** el folículo
   - **c.** la cutícula
   - **d.** la médula ____

7. ¿Qué porcentaje del peso total del cabello representa la corteza?
   - **a.** Menos del 10 por ciento.
   - **b.** 90 por ciento.
   - **c.** 51 por ciento.
   - **d.** 40 por ciento.

8. ¿Qué capa puede faltar en el cabello muy fino y rubio natural?
   a. Médula.
   c. Corteza.
   b. Cutícula.
   d. Queratina. _____

9. Una capa de cutícula sana y compacta es responsable _____ del cabello.
   a. de la ondulación
   c. del color
   b. del espesor
   d. del brillo y la suavidad _____

10. _____ presente de manera exclusiva en la corteza le da fuerza, elasticidad y color natural al cabello.
    a. El pigmento
    c. La textura
    b. La estructura de proteínas
    d. La composición química _____

11. La proteína está formada por unidades químicas llamadas _____.
    a. hidróxidos
    c. aminoácidos
    b. pH
    d. bisulfuros _____

12. El tallo del cabello es una fibra inanimada compuesta de _____.
    a. sebo
    c. células redondas
    b. pigmento de melanina
    d. proteína de queratina _____

13. La forma de espiral de una proteína enroscada se llama _____.
    a. hélice
    c. terminal
    b. cadena
    d. cisteína _____

14. ¿Qué tipo de enlace lateral es cruzado, físico y frágil, y se rompe fácilmente con el agua o el calor?
    a. Oxígeno.
    c. Hidrógeno.
    b. Bisulfuro.
    d. Salino. _____

15. Un enlace salino es un enlace lateral, físico y frágil, que une las cadenas polipéptidas pero reacciona a los cambios en _____.
    a. el pH
    c. la temperatura
    b. las hormonas
    d. la oxidación _____

16. Los enlaces de bisulfuro se rompen con _____.
    a. el calor
    c. los alisadores químicos
    b. el agua
    d. el pH _____

17. El color natural del cabello es el resultado _____ que se encuentra(n) dentro de la corteza.
    a. de los elementos COHNS
    b. de los aminoácidos
    c. de los enlaces cruzados químicos
    d. del pigmento de melanina ____

18. Los patrones de ondulación naturales son el resultado _____.
    a. de los cambios hormonales   c. de la edad
    b. de la genética   d. del pigmento de melanina ____

19. ¿Qué tipo de cabello suele tener poca elasticidad, se quiebra fácilmente y tiende a formar nudos, en especial en las puntas?
    a. Extremadamente rizado.   c. Ondulado.
    b. Extremadamente liso.   d. Rizado. ____

20. Cuantos más enlaces de bisulfuro tenga el cabello, más resistente será a _____.
    a. las canas   c. la pérdida del cabello
    b. desenredarse   d. los procesos químicos ____

21. ¿Durante qué ciclo se produce cabello nuevo?
    a. Anágena.   c. Telógena.
    b. Andrógeno.   d. Catágena. ____

22. Un _____ es un copete de cabello que se para hacia arriba.
    a. vello   c. mechón parado
    b. flujo de cabello   d. remolino ____

23. ¿Qué tipo de pelo es largo y grueso en el cuero cabelludo, las piernas, los brazos y el cuerpo de hombres y mujeres?
    a. Vello.   c. Médula.
    b. Lanugo.   d. Terminal. ____

24. ¿Cuál es la velocidad promedio por mes del crecimiento del cabello saludable en el cuero cabelludo?
    a. 31,75 mm (1¼ pulgadas).   c. 25,4 mm (1 pulgada).
    b. 12,7 mm (½ pulgada).   d. 38,1 mm (1½ pulgadas). ____

25. Se ha comprobado científicamente que existe un método que aumenta el crecimiento del cabello. ¿Cuál es?
a. Chamuscado.
b. Finasterida.
c. Masaje del cuero cabelludo.
d. Aplicación de ungüentos o aceites. ____

26. Cuando dos flujos de cabello crecen en direcciones opuestas, forman _____.
a. mechones parados
b. remolinos
c. una división natural en el cabello
d. zonas calvas ____

27. Las canas son exactamente iguales que el cabello pigmentado, excepto por _____.
a. la falta de pigmentación
b. los distintos grados de los rizos
c. el hecho de que pueden crecer de manera uniforme
d. el ángulo en el que crece el cabello de los folículos pilosos ____

28. ¿Cada cuánto se renueva el pelo de las cejas y las pestañas?
a. Cada 6 meses.
b. 1 a 2 meses.
c. 75 a 100 días.
d. Entre 4 y 5 meses. ____

29. ¿Durante qué fase de crecimiento del cabello el folículo se encoge, el bulbo piloso desaparece y la punta encogida de la raíz forma un bastón redondeado?
a. Anágena.
b. Catágena.
c. Telógena.
d. Andrógeno. ____

30. Los masajes para el cuero cabelludo _____.
a. aumentan el crecimiento del cabello
b. hacen que el cabello crezca de manera uniforme
c. aumentan la circulación sanguínea
d. hacen que el cabello crezca más rápido ____

31. ¿Cuál de las siguientes opciones es una enfermedad autoinmune que provoca que el sistema inmunológico de la persona ataque por error los folículos pilosos?
a. Alopecia areata.
b. Alopecia prematura.
c. Alopecia androgénica.
d. Alopecia total. ____

32. ¿Qué tipo de alopecia se conoce como calvicie masculina y generalmente evoluciona hasta la conocida forma de herradura?
   a. Alopecia senil.
   b. Alopecia universal.
   c. Alopecia androgénica.
   d. Alopecia prematura. ____

33. Un tema delicado del que puede hablar con su cliente es:
   a. problemas matrimoniales.
   b. inquietudes sobre salud mental.
   c. problemas económicos.
   d. pérdida anormal del cabello. ____

34. ¿A qué edad casi el 40 % de hombres y mujeres muestran cierto grado de pérdida del cabello?
   a. 35.
   b. 40.
   c. En la adolescencia.
   d. 63. ____

35. Los clientes con síntomas de _____ deben derivarse a un médico.
   a. alopecia senil
   b. alopecia areata
   c. alopecia prematura
   d. alopecia androgénica ____

36. Se ha demostrado que un tratamiento tópico puede estimular el crecimiento del cabello. ¿Cuál es ese tratamiento?
   a. Minoxidil.
   b. Malassezia.
   c. Propecia.
   d. Finasterida. ____

37. Un efecto secundario de la finasterida es _____.
   a. la pérdida de peso
   b. una mayor pérdida del cabello
   c. la disfunción sexual
   d. el sarpullido ____

38. Las canas adquiridas se desarrollan con la edad y son el resultado de _____.
   a. una mala nutrición
   b. un excesivo procesamiento previo
   c. un hongo
   d. la genética ____

39. ¿Cuál de las siguientes opciones es una afección que produce un crecimiento anormal del cabello?
   a. Canas.
   b. Hipertricosis.
   c. Tricoptilosis.
   d. Tricorrexia nudosa. ____

40. Monilétrix es un término técnico para referirse a _____.
  a. cabello frágil
  b. cabello moniliforme o arrosariado
  c. cabello nudoso
  d. puntas partidas   ____

41. La única forma de eliminar las puntas partidas es _____.
  a. suavizar el cabello con humectantes
  b. utilizar acondicionadores para el cabello
  c. utilizar acondicionador para el cuero cabelludo
  d. cortarlas   ____

42. Tinea es el término médico para _____.
  a. los piojos
  b. la caspa
  c. la tiña
  d. la foliculitis   ____

43. ¿Cuál de estas opciones es una característica de la sarna?
  a. Picazón excesiva.
  b. Olor a humedad.
  c. Costras secas, amarillas sulfúricas, con forma de copa.
  d. Cabello frágil.   ____

44. La caspa clásica se caracteriza por _____.
  a. una acumulación de escamas grasosas o cerosas
  b. una zona enrojecida chica de ampollas pequeñas
  c. una irritación del cuero cabelludo y escamas grandes
  d. pápulas o manchas rojas   ____

45. La tiña es una infección fúngica superficial causada por dermatofitos que generalmente afecta _____.
  a. la parte superior del cuero cabelludo
  b. el área de la barba
  c. la nuca
  d. el cuero cabelludo completo   ____

46. _____ es una infección bacteriana crónica que involucra las áreas alrededor de los folículos de la barba y el bigote.
  a. Un forúnculo
  b. La foliculitis de la barba
  c. La seudofoliculitis de la barba
  d. La sicosis vulgar   ____

47. ¿Cuál de las siguientes opciones puede ser causada por afeitarse incorrectamente o por cabello roto debajo de la superficie de la piel que crece junto al folículo?

a. Seudofoliculitis de la barba. **c.** Tiña favosa.

b. Pediculosis capitis. **d.** Foliculitis de la barba. ____

48. La foliculitis es el resultado de una infección bacterial o viral y se caracteriza por _____.

a. pápulas rojas o manchas en la abertura de los folículos pilosos

b. costras secas, amarillas sulfúricas, con forma de copa

c. una inflamación o infección de los folículos pilosos

d. picazón, escamas y lesiones circulares dolorosas ____

49. La caspa es el resultado de _____.

a. un proceso inflamatorio activo

b. un hongo llamado malassezia

c. una infección bacteriana aguda arraigada

d. la genética ____

50. El término _____ se aplica generalmente a la foliculitis de la barba.

a. irritación de la piel producida por la afeitada

b. calvicie de patrón masculino

c. tiña

d. grano ____

51. ¿Cuál de las siguientes opciones es el resultado de una infección bacteriana aguda y arraigada del tejido subcutáneo?

a. Carbunco. **c.** Irritación de la piel producida por la afeitada.

b. Grano. **d.** Forúnculo. ____

52. Existen preparaciones con ácido salicílico que eliminan las obstrucciones y matan las bacterias disponibles para prevenir _____.

a. los carbuncos **c.** la caspa

b. los forúnculos **d.** los vellos encarnados ____

53. No realice _____ si hay signos de irritación o abrasiones.

a. la afeitada **c.** el lavado con champú

b. el corte de cabello **d.** servicios químicos ____

54. ¿Qué tipo de cabello es más susceptible a sufrir daños debido a los servicios químicos?
- **a.** Grueso.
- **b.** Fino.
- **c.** Medio.
- **d.** Áspero. ____

55. La cantidad de cabellos en la cabeza varía según _____ del cabello.
- **a.** la elasticidad
- **b.** la aspereza
- **c.** el color
- **d.** la porosidad ____

56. ¿Qué tipo de cabello tiene un acabado duro y vidrioso porque las escamas de la cutícula están aplanadas contra el tallo del cabello?
- **a.** Áspero.
- **b.** Grueso.
- **c.** Fino.
- **d.** Medio. ____

57. El cabello que se rompe con facilidad o no recupera su largo original _____.
- **a.** es demasiado poroso
- **b.** tiene poca elasticidad
- **c.** tiene pH bajo
- **d.** es más alcalino ____

58. El cabello con un alto grado de porosidad se considera demasiado poroso y con frecuencia es resultado de _____.
- **a.** los cambios hormonales
- **b.** trastornos internos
- **c.** una mala nutrición
- **d.** un excesivo procesamiento previo ____

59. El sentido _____ es clave para analizar la condición y textura del cabello.
- **a.** del tacto
- **b.** del olfato
- **c.** de la vista
- **d.** del oído ____

60. ¿Qué tipo de cabello es más difícil de penetrar para los aclaradores, las coloraciones, las soluciones para ondulación permanente y las cremas para alisar?
- **a.** Fino.
- **b.** Áspero.
- **c.** Grueso.
- **d.** Ondulado. ____

61. El grado de porosidad del cabello se relaciona de manera directa con el estado _____.
- **a.** de crecimiento anormal del cabello
- **b.** de la capa de la cutícula del cabello
- **c.** de las glándulas endocrinas
- **d.** del cuero cabelludo del cliente ____

62. La _____ del cabello se refiere al grado de grosor o finura de los mechones individuales del cabello.
   a. densidad
   b. porosidad
   c. textura
   d. elasticidad ____

63. El cabello con elasticidad baja se considera _____.
   a. frágil y se rompe fácilmente
   b. extremadamente poroso
   c. más resistente a la absorción
   d. muy áspero al tacto ____

64. ¿Cómo se describe el cabello que se siente suave y que tiene la cutícula compacta?
   a. Extremadamente poroso.
   b. Poroso.
   c. Excesivamente procesado.
   d. Resistente. ____

65. El cabello con elasticidad normal puede estirarse y regresar a su largo original sin _____.
   a. desprenderse
   b. enredarse
   c. quebrarse
   d. entrelazarse ____

66. ¿De cuántos mechones es aproximadamente la densidad del cabello promedio por pulgada cuadrada?
   a. 5.000.
   b. 2.200.
   c. 1.300.
   d. 10.000. ____

67. El cabello con elasticidad baja puede ser el resultado de _____.
   a. una mala nutrición
   b. la genética
   c. productos para el cabello
   d. la edad ____

CAPÍTULO 11 — TRATAMIENTOS DEL CABELLO Y EL CUERO CABELLUDO

PREGUNTAS DE OPCIÓN MÚLTIPLE

1. Los tratamientos acondicionadores de seguimiento después del lavado con champú ayudan a _____.
   - **a.** prevenir y combatir trastornos
   - **b.** estimular los músculos
   - **c.** aumentar la circulación sanguínea
   - **d.** mantener el cabello en condiciones saludables y manejables ____

2. Lavar el cabello con champú antes de cortarlo garantiza que se va a trabajar con _____.
   - **a.** cabello limpio
   - **b.** práctica y experiencia
   - **c.** los pulgares y dedos
   - **d.** presión uniforme y movimientos continuamente sincronizados ____

3. Los champús son _____.
   - **a.** ungüentos
   - **b.** emulsiones de aceite en agua
   - **c.** cremas
   - **d.** emulsiones de agua en aceite ____

4. ¿Cuál es el nivel de pH de los acondicionadores para el cabello?
   - **a.** De 2 a 4,5.
   - **b.** De 3 a 5,5.
   - **c.** De 4,5 a 7,5.
   - **d.** De 6 a 8,5. ____

5. ¿Cuál de los siguientes criterios se utilizaría para tratar afecciones que necesitan productos médicos?
   - **a.** Champús.
   - **b.** Acondicionadores para el cabello.
   - **c.** Enjuague de acabado.
   - **d.** Acondicionadores para el cuero cabelludo. ____

6. _____ hidratan el cabello y ayudan a restaurar algunas de las grasas o proteínas.
   - **a.** Los acondicionadores para el cuero cabelludo
   - **b.** Las permanentes
   - **c.** Los acondicionadores para el cabello
   - **d.** Los champús ____

7. ¿A qué tipo de capas tiende a adherirse el cabello húmedo?
   a. De nailon.
   b. De vinilo.
   c. De materiales sintéticos.
   d. De tela de toalla. ____

8. ¿Qué tipo de servicio de barbería requiere una banda para el cuello o una toalla de tela colocada por debajo y luego doblada sobre la cintilla de la capa?
   a. Recorte de barba o bigote.
   b. Afeitada.
   c. Químico.
   d. Lavado con champú. ____

9. Una pauta importante que se aplica a todos los métodos de preparación del cliente es _____.
   a. siempre tener una toalla de tela debajo de la capa
   b. pedirle al cliente que se quite la ropa delicada
   c. lavarse las manos
   d. girar el cuello de la ropa del cliente hacia afuera, de ser necesario ____

10. Si un servicio _____ precede al corte de cabello, reemplace la capa de vinilo y la toalla por una capa de nailon y una banda para el cuello.
    a. de lavado con champú
    b. de afeitada
    c. químico
    d. de recorte de barba o bigote ____

11. ¿Cuál de las siguientes opciones es una consideración básica para realizar un servicio de lavado con champú?
    a. Elección adecuada del champú.
    b. Tratamiento adecuado para el cuero cabelludo.
    c. Prácticas higiénicas adecuadas.
    d. Posición adecuada del cuerpo del barbero. ____

12. El lavatorio del champú _____ es una unidad independiente que le permite al barbero pararse detrás de la cabeza del cliente.
    a. inclinado
    b. de estilo europeo
    c. reclinado
    d. estándar ____

13. ¿Qué método de lavado con champú requiere que el cliente incline la cabeza hacia delante sobre el lavatorio o lavabo?
    a. Reclinado.
    b. Masaje del cuero cabelludo.
    c. Inclinado.
    d. Preparación del cliente. ____

14. Algunas sillas de ruedas pueden ubicarse cómodamente en el lavatorio de champú, mientras que otras pueden requerir que el cliente utilice el método _____.
    a. de seguridad
    b. de inclinación
    c. para necesidades especiales
    d. de reclinación ____

15. Para evitar dolores musculares, tensión en la espalda y fatiga, es importante _____ en el lavatorio de champú.
   a. tener una buena postura
   b. cumplir con las leyes del consejo estatal de barberos
   c. cumplir con las reglas y normas de barberos
   d. que el cliente tenga una buena postura ____

16. El agua caliente puede hacer que el cuero cabelludo _____.
   a. se vuelva más flexible
   b. reduzca la espuma del champú
   c. se vuelva grasoso
   d. se descascare o se seque ____

17. Cuál de las siguientes opciones *no* es una característica del cabello que se debe tener en cuenta antes de elegir los productos?
   a. Condición.   **c.** Color.
   b. Textura.   **d.** Densidad. ____

18. Un motivo común por el que un cliente puede quejarse del servicio de lavado con champú puede ser _____.
   a. la temperatura extrema del agua
   b. porque la cobertura se mojó o se ensució
   c. un raspado insuficiente del cuero cabelludo del cliente
   d. masajes para el cuero cabelludo demasiado intensos ____

19. ¿Qué tipo de cabello puede necesitar un acondicionador hidratante rico en humectantes para mejorar el manejo?
   a. Tratado químicamente.   **c.** Graso.
   b. Seco, grueso.   **d.** Fino, quebradizo. ____

20. Los acondicionadores _____ pueden hacer más pesado el cabello fino y dejarlo plano o grasoso.
   a. suaves y sin enjuague   **c.** que recubren la cutícula
   b. para el cuero cabelludo   **d.** en aerosol ____

21. ¿En qué tipo de movimiento de masaje se utilizan los pulgares o las yemas de los dedos para producir movimientos circulares superpuestos?
   a. Movimiento giratorio.
   b. Movimiento de un lado a otro.
   c. Movimiento deslizante.
   d. Movimiento de presión firme. ____

22. Los masajes deben _____.
    a. realizarse con movimientos no sincronizados
    b. realizarse con intensidad
    c. realizarse una vez por semana
    d. ser lentos y rítmicos ____

23. ¿Dónde comienzan los masajes realizados durante el lavado con champú o el tratamiento del cuero cabelludo?
    a. En el contorno del cuero cabelludo.
    b. En la nuca.
    c. En la parte superior de la cabeza.
    d. En la parte posterior de la cabeza. ____

24. _____ suele hacer que el cabello y el cuero cabelludo sean grasos.
    a. El hongo malassezia
    b. La actividad excesiva de las glándulas sebáceas
    c. La inactividad de las glándulas sebáceas
    d. La baja circulación sanguínea en el cuero cabelludo ____

25. ¿Cuál de las siguientes opciones es efectiva para preparar el cuero cabelludo para tratamientos y masajes?
    a. Loción tonificante para el cabello.
    b. Masajeador eléctrico.
    c. Vapor para el cuero cabelludo.
    d. Masajeador manual. ____

26. Los vaporizadores para el cuero cabelludo, las toallas de vapor, los vibradores y los masajes para el cuero cabelludo pueden usarse junto con _____.
    a. tratamientos con proteínas
    b. acondicionadores sin enjuague
    c. champús limpiadores suaves
    d. tónicos para el cabello ____

27. ¿Cuál de los siguientes términos se utiliza para describir la pérdida anormal del cabello?
    a. Pediculosis capitis.
    b. Alopecia.
    c. Malassezia.
    d. Caspa. ____

28. ¿Qué tipo de servicio no debe recomendar si hay abrasiones o lesiones?
    a. Corte de cabello.
    b. Masajes durante el champú.
    c. Aplicación de champú en polvo.
    d. Vapor para el cuero cabelludo. ____

12 MASAJES Y TRATAMIENTOS FACIALES PARA HOMBRES

PREGUNTAS DE OPCIÓN MÚLTIPLE

1. Un ejemplo de una modalidad de corriente eléctrica
   es _____.
   a. masajeador eléctrico
   b. diodo emisor de luz
   c. galvánico
   d. lámpara térmica _____

2. _____ es un ejemplo de modalidad de calor.
   a. La microcorriente
   b. La terapia de luz de baja intensidad
   c. La terapia láser de baja intensidad
   d. El dispositivo de luz infrarroja _____

3. ¿Qué músculo cubre la parte trasera del cuello y permite los movimientos de los hombros?
   a. Platisma.
   b. Trapecio.
   c. Esternocleidomastoideo.
   d. Triangular _____

4. El músculo ancho que cubre la parte superior del cráneo es el _____.
   a. epicráneo
   b. frontal
   c. aponeurosis epicraneal
   d. occipital _____

5. ¿Cuál de las siguientes opciones es un ejemplo de modalidad química?
   a. Galvánica.
   b. Láser.
   c. Microdermoabrasión.
   d. Microcorriente. _____

6. Los músculos que coordinan la apertura y el cierre de la boca son los _____.
   a. buccinadores
   b. mentonianos
   c. risorios
   d. maseteros _____

7. ¿Cuál de las siguientes opciones es el tendón que conecta el músculo occipital con el músculo frontal?
   a. Epicráneo.
   b. Aponeurosis epicraneal.
   c. Corrugador.
   d. Prócero. _____

8. ¿Qué músculo se utiliza para reír?
   a. Cigomático mayor.
   b. Mentoniano.
   c. Orbicular de los labios.
   d. Triangular de los labios. _____

9. ¿Qué músculo baja y rota la cabeza?
   a. Cigomático menor.
   b. Trapecio.
   c. Esternocleidomastoideo.
   d. Platisma. ____

10. ¿De qué tipo de modalidad de respuesta nerviosa
    es un ejemplo una toalla caliente?
    a. Masaje.   c. Calor.
    b. Calor húmedo.   d. Corriente. ____

11. El calor y el calor húmedo sobre la piel causan _____.
    a. relajación   c. estimulación
    b. contracción   d. constricción ____

12. ¿Cuál de las siguientes opciones es un ejemplo de
    una modalidad de corriente eléctrica?
    a. Láser.   c. Alta frecuencia.
    b. Dispositivo de luz infrarroja. d. Masajeador eléctrico. ____

13. ¿Qué nervio es el sensorial principal del rostro?
    a. Facial.   c. Séptimo craneal.
    b. Undécimo craneal. d. Quinto craneal. ____

14. El nervio motor que controla el movimiento de los músculos
    del cuello es el _____.
    a. séptimo craneal   c. trifacial
    b. accesorio   d. quinto craneal ____

15. El quinto nervio craneal también se denomina nervio
    _____.
    a. cervical   c. trigémino
    b. accesorio   d. facial ____

16. ¿Qué ramificaciones nerviosas sirven a los músculos
    y al cuero cabelludo detrás de la cabeza y el cuello?
    a. Trigémino.   c. Accesorio.
    b. Undécimo craneal. d. Espinal. ____

17. ¿Cuántos pares de nervios craneales están conectados
    a una parte de la superficie del cerebro?
    a. 6.   c. 18.
    b. 12.   d. 24. ____

18. _____ son vasos que transportan la sangre oxigenada
    desde el corazón a todas las partes del cuerpo.
    a. Las vénulas   c. Los capilares
    b. Las arterias   d. Las venas ____

19. ¿Qué arterias son las principales fuentes de abastecimiento de sangre para la cabeza, el rostro y el cuello?
a. Temporales superficiales.   **c.** Carótidas primitivas.
b. Maxilares externas.   **d.** Auriculares posteriores. ____

20. ¿Cuál de las siguientes opciones transporta la sangre desoxigenada desde las partes del cuerpo al corazón?
a. Venas.   **c.** Nervios.
b. Arterias   **d.** Linfa. ____

21. _____ es un movimiento con golpeteos.
a. La percusión   **c.** El masaje effleurage
b. El masaje petrissage   **d.** La fricción ____

22. ¿Cuál de las siguientes opciones es el masaje más estimulante?
a. El masaje petrissage.   **c.** La fricción.
b. La percusión.   **d.** El masaje effleurage. ____

23. ¿Qué tipo de movimientos de masaje son la forma más suave del tapotement?
a. Tecleteo.   **c.** De amasado.
b. Golpe con el canto.   **d.** Golpeteo. ____

24. ¿Qué movimiento de masaje ejerce un efecto vigorizante en el área que se masajea?
a. Masaje effleurage.   **c.** Tapotement.
b. Percusión.   **d.** Masaje petrissage. ____

25. ¿Cuál de las siguientes opciones debe utilizarse con moderación y nunca debe sobrepasar unos cuantos segundos de duración en un mismo lugar?
a. Tapotement.   **c.** Vibración.
b. Percusión.   **d.** Fricción. ____

26. _____ solo debe utilizarse en la espalda y en los hombros.
a. La fricción   **c.** La palmada
b. El golpe con el canto   **d.** El tecleteo ____

27. ¿Qué masaje se sabe que es beneficioso para la circulación y la actividad glandular de la piel?
a. Fricción.   **c.** Tapotement.
b. Percusión.   **d.** Vibración. ____

28. ¿En qué tipo de movimiento se utilizan los puntos bajos y medios de los dedos para golpear la piel de forma ligera y rápida?
a. Tecleteo.   **c.** Movimiento de picado.
b. Golpe con el canto.   **d.** Palmadas. ____

29. ¿Qué tipo de masaje estimula los nervios para tonificar los músculos?
  a. Masaje effleurage.   **c.** Percusión.
  b. Masaje petrissage.   **d.** Fricción.   ____

30. La vibración profunda con un vibrador mecánico o masajeador puede _____.
  a. tener un efecto relajante
  b. aportar una luminosidad saludable al área que se masajea
  c. mejorar la actividad glandular
  d. estimular la circulación sanguínea   ____

31. Cuando se aplica un estímulo eléctrico al nervio por medio de electrodos, el músculo _____.
  a. se contrae   **c.** se relaja
  b. se expande   **d.** se extiende   ____

32. El punto _____ es un punto en la piel en el que se encuentran los nervios que controlan los músculos subyacentes.
  a. funcional   **c.** localizado
  b. motor   **d.** de activación   ____

33. ¿Cuál de las siguientes opciones es un beneficio que se obtiene de un masaje adecuado?
  a. Se reducen las fibras musculares.
  b. Se estimulan los nervios.
  c. Aumenta la circulación sanguínea.
  d. Disminuye la circulación sanguínea.   ____

34. Un punto de activación presenta hipersensibilidad _____.
  a. a las sustancias químicas   **c.** a los rayos de luz
  b. al calor húmedo   **d.** a la estimulación eléctrica   ____

35. ¿Dónde se notan primero los efectos inmediatos del masaje?
  a. En los nervios.   **c.** En los músculos.
  b. En la circulación sanguínea. **d.** En la piel.   ____

36. Un beneficio que se obtiene de un masaje adecuado es que _____.
  a. disminuye la circulación sanguínea
  b. se alivian las fibras musculares
  c. se reducen las células grasas
  d. se fortalecen los nervios   ____

37. _____ del músculo es el punto de adhesión a un hueso móvil.

a. La activación   c. La base

b. La inserción   d. El origen   ____

38. Nunca se debe recomendar o realizar un masaje si hay _____.

a. presión arterial alta   c. hipertrofia

b. presión arterial baja   d. un queloide   ____

39. ¿Cuál de las siguientes alternativas ayuda a suavizar la acumulación de folículos?

a. Máquina galvánica.   c. Vapor.

b. Corriente de alta frecuencia.   d. Cepillado.   ____

40. Las funciones principales de la corriente de alta frecuencia son térmicas y _____.

a. sistemáticas   c. terapéuticas

b. tónicas   d. antisépticas   ____

41. La exposición excesiva a _____ puede destruir el tejido de la piel.

a. productos de pH alcalino   c. rayos ultravioleta

b. microcristales   d. soluciones astringentes   ____

42. ¿Cuál de las siguientes opciones calienta y relaja la piel sin aumentar la temperatura general del cuerpo?

a. Rayos ultravioleta.   c. Microcorrientes.

b. Rayos infrarrojos.   d. Corrientes galvánicas.   ____

43. _____ es el uso del polo positivo (ánodo) para introducir un producto de pH ácido en la piel.

a. La cataforesis   c. La anaforesis

b. La desincrustación   d. La iontoforesis   ____

44. Para desincrustar, se pone una solución _____ en la superficie de la piel.

a. de pH alcalino

b. astringente

c. soluble en agua que contiene iones

d. a base de ácidos   ____

45. ¿Cuál de las siguientes opciones es una forma de exfoliación mecánica?

a. Aplicación directa superficial.   c. Cepillado.

b. Desincrustación.   d. Vapor.   ____

46. _____ produce resultados visibles y rápidos, y puede utilizarse para tratar las arrugas superficiales y el envejecimiento de la piel.

a. La terapia de luz
b. La microdermoabrasión
c. La anaforesis
d. La cataforesis ____

47. ¿Cuál de las siguientes opciones es un tipo de tratamiento galvánico que utiliza un bajo nivel de corriente eléctrica para aplicaciones en el cuidado de la piel?

a. Microcorriente.
b. Microdermoabrasión.
c. Iontoforesis.
d. Desincrustación. ____

48. Una máquina de alta frecuencia puede beneficiar la piel del cliente _____.

a. desoxigenando la piel
b. disminuyendo la circulación sanguínea
c. disminuyendo la actividad glandular
d. incrementando el metabolismo celular ____

49. Un electrodo negativo se denomina _____.

a. ánodo
b. corriente de alta frecuencia
c. cátodo
d. longitud de onda ____

50. Las lámparas ultravioleta pueden utilizarse para tratar _____.

a. los trastornos nerviosos
b. las arrugas
c. la caspa
d. la piel que envejece ____

51. _____ se utiliza(n) para producir reacciones químicas e iónicas en la piel.

a. La corriente Tesla
b. La corriente de alta frecuencia
c. La corriente galvánica
d. Los rayos ultravioleta ____

52. ¿Cuál de las siguientes opciones nunca debe realizarse en la piel que se trató con Retin-A®?

a. Terapia de luz.
b. Cataforesis.
c. Desincrustación.
d. Cepillado. ____

53. ¿Qué tipo de tratamiento de la piel puede ayudar al cuerpo a producir vitamina D?

a. Lámparas ultravioleta.
b. Rayos infrarrojos.
c. Microdermoabrasión.
d. Microcorrientes. ____

54. ¿Cuál de las siguientes opciones alivia el dolor en los músculos?

a. Desincrustación.
b. Rayos infrarrojos.
c. Corriente de alta frecuencia.
d. Rayos ultravioleta. ____

55. Para los tratamientos faciales o del cuero cabelludo comunes, no se deben permitir más de cinco minutos de _____.

a. cepillado
c. corriente de alta frecuencia
b. tratamiento facial con vapor
d. toallas calientes ____

56. Con piel grasosa, el tamaño del folículo es _____.

a. más profundo
c. más redondeado
b. más pequeño
d. más grande ____

57. ¿Qué tipo de producto funciona mejor para los tipos de piel mixtos?

a. A base de alcohol.
c. A base de agua.
b. A base de aceite.
d. A base de agua y aceite. ____

58. Las cremas limpiadoras se utilizan para _____.

a. suavizar la piel
b. quitar la suciedad y el maquillaje
c. equilibrar el pH de la piel
d. evitar que la humedad se evapore ____

59. ¿Cuál de las siguientes opciones funciona bien como astringente?

a. Hamamélide.
c. Emolientes.
b. Hidratantes.
d. Cera de parafina. ____

60. ¿Qué tipo de piel es el resultado del flujo insuficiente de sebo de las glándulas sebáceas?

a. Normal.
c. Mixta.
b. Grasa.
d. Seca. ____

61. El acné es un trastorno de las glándulas _____.

a. seborreicas.
c. sebáceas
b. tiroides
d. endocrinas ____

62. ¿Qué tipo de máscara utiliza hidratantes e ingredientes relajantes para aumentar la humedad de la piel sensible o deshidratada?

a. Crema.
c. Arcilla.
b. Cera de parafina.
d. Gel. ____

63. Las máscaras _____ se utilizan para estimular la circulación y contraer temporalmente los poros de la piel.

a. de cera de parafina
c. de gel
b. de arcilla
d. en crema ____

64. ¿Cuál de las siguientes opciones es un ejemplo de exfoliante químico?
   a. Exfoliación con enzimas.   **c.** Exfoliación granular.
   b. Emoliente.   **d.** Astringente.   ____

65. Los tonificantes están diseñados para _____.
   a. eliminar las impurezas de los poros
   b. añadir humedad de la superficie de la piel
   c. dejar la piel tensa
   d. eliminar las células muertas de la superficie de la piel   ____

66. La zona T es la sección del rostro que incluye el área de la frente, la nariz y _____.
   a. el área superior del cuello   **c.** los pómulos
   b. el mentón   **d.** los labios   ____

67. _____ adecuado(a) y un hidratante a base de agua mantendrán la piel grasosa limpia y equilibrada.
   a. Una exfoliación   **c.** Una vibración
   b. Un masaje   **d.** Una circulación   ____

68. Las máscaras ayudan a _____.
   a. aflojar la piel
   b. disolver la acumulación de células muertas en la superficie de la piel
   c. suavizar la piel
   d. eliminar las impurezas de los poros   ____

69. Los astringentes pueden contener hasta un _____ por ciento de alcohol.
   a. 15   **c.** 35
   b. 20   **d.** 50   ____

70. Las máscaras y mascarillas de alta calidad deben sentirse cómodas y producir sensaciones leves de _____.
   a. rasguño   **c.** hormigueo
   b. calma   **d.** relajación   ____

71. ¿Qué tipo de máscara utiliza el método de aplicación de mascarillas?
   a. Crema.   **c.** Arcilla.
   b. Cera de parafina.   **d.** Gel.   ____

72. Una máscara es un producto _____ y aísla por completo la superficie de la piel del ambiente.
   a. que se fija   **c.** de pH alcalino
   b. a base de agua   **d.** de pH ácido   ____

73. Los tratamientos faciales para piel seca pueden complementarse con rayos _____.
   a. UVB
   b. UVA
   c. infrarrojos
   d. UVC   ____

74. ¿Qué tipo de tratamiento ayuda a mantener la salud de la piel de la cara mediante una limpieza, tonificación y masaje apropiados?
   a. Terapia de luz.
   b. Correctivo.
   c. Microdermoabrasión.
   d. Conservante.   ____

75. La piel alipídica también se conoce como piel _____.
   a. seca
   b. grasa
   c. normal
   d. mixta   ____

76. El material sebáceo en el folículo se oscurece al ser expuesto a _____ y forma espinillas.
   a. limpiadores
   b. aceite
   c. oxígeno
   d. agua   ____

CAPÍTULO *13* AFEITADA Y DISEÑO DEL VELLO DEL ROSTRO

PREGUNTAS DE OPCIÓN MÚLTIPLE

1. ¿Cuál de las siguientes opciones no realizará inmediatamente después de una afeitada?
   a. Afeitada de segunda pasada.
   b. Limpieza facial profunda.
   c. Aplicar tonificantes o refrescantes.
   d. Aplicar una toalla tibia. ____

2. La aplicación de _____ es un procedimiento estándar para preparar la barba para una afeitada.
   a. tonificantes
   b. refrescantes
   c. toallas calientes
   d. astringentes ____

3. No brinde el servicio de afeitada si percibe que el cliente tiene _____.
   a. pústulas
   b. patrones de crecimiento en remolino
   c. la piel agrietada
   d. una afección queloide ____

4. ¿Qué determina las formas del contorno del cuero cabelludo?
   a. Tipo de piel.
   b. Diseño del vello del rostro.
   c. Textura del cabello.
   d. Patrones de crecimiento. ____

5. _____ son generalmente el resultado de la eliminación del vello mediante el uso inadecuado de pinzas, navajas o cortadoras.
   a. Las pústulas
   b. Las infecciones de la piel
   c. Los vellos encarnados
   d. Los remolinos ____

6. No utilice toallas calientes sobre la piel _____.
   a. bronceada
   b. agrietada
   c. con arrugas
   d. con pecas ____

7. Tenga cuidado cuando afeite las zonas sensibles, como _____.
   a. alrededor de la manzana de Adán
   b. los pómulos
   c. la parte superior del cuello
   d. la parte superior del labio   ____

8. Cuando un cliente tenga bigote, deberá recortarlo y darle forma _____ la afeitada.
   a. más cerca de   c. durante
   b. después de   d. antes de   ____

9. Los vellos encarnados se conocen también como _____.
   a. pústulas   c. seudofoliculitis
   b. foliculitis   d. una afección queloide   ____

10. ¿Cuál de las siguientes opciones es una razón común por la que un cliente puede quejarse del procedimiento del afeitado?
    a. Dedos tibios.   c. Navajas afiladas.
    b. Mano pesada.   d. Luces tenues.   ____

11. Hay 14 áreas en el rostro que deben afeitarse durante la parte _____ del servicio.
    a. de afeitado al ras   c. de primera pasada
    b. de la segunda pasada   d. de afeitada simple   ____

12. Las 14 áreas del rostro se afeitan _____ y de manera consecutiva de una sección a otra.
    a. rápidamente   c. diagonalmente
    b. repetidamente   d. sistemáticamente   ____

13. Durante la parte de afeitada de primera pasada, debe afeitar _____ en cada una de las 14 áreas del rostro.
    a. en dirección al crecimiento
    b. a contrapelo
    c. en dirección transversal al crecimiento
    d. en un movimiento circular   ____

14. ¿Cuál de las siguientes opciones es el movimiento de afeitada desde el ángulo de la boca hasta el punto del mentón?
    a. Del derecho y hacia abajo.
    b. Del revés y hacia abajo.
    c. Derecho invertido y hacia arriba.
    d. Del derecho y perpendicular.   ____

15. El movimiento de la afeitada desde debajo del labio inferior sería _____.
   a. del revés y hacia abajo
   b. del derecho y hacia abajo
   c. derecho invertido y hacia arriba
   d. del revés y hacia abajo   ____

16. ¿Qué tipo de golpeteo utiliza alrededor de la boca, sobre las orejas y en otras áreas tensas?
   a. Más rápido.   **c.** Medio.
   b. Más corto.   **d.** Más largo.   ____

17. Aplicar crema o gel para afeitar y espuma _____.
   a. suaviza la cutícula del cabello
   b. proporciona lubricación porque estimula las glándulas sebáceas
   c. relaja al cliente
   d. limpia la piel   ____

18. Estirar demasiado la piel provocará _____.
   a. rasguños   **c.** irritación
   b. cortes   **d.** vellos encarnados   ____

19. ¿Qué tipo de afeitada consiste en afeitar la barba contra el crecimiento del vello durante la fase de afeitada de segunda pasada?
   a. Al ras.   **c.** Del perfil.
   b. Afeitada simple.   **d.** Completa.   ____

20. ¿Qué tipo de afeitada debe tener como resultado un rostro suave sin ser una afeitada al ras?
   a. Del perfil.   **c.** De segunda pasada.
   b. De primera pasada. **d.** Afeitada simple.   ____

21. ¿Qué tipo de bigote complementaría a un hombre con una boca muy grande?
   a. De aspecto más pesado.   **c.** Semicuadrado.
   b. En forma de pirámide.   **d.** Mediano a grande.   ____

22. Las barbas pueden utilizarse para _____ la apariencia de los rasgos faciales.
   a. dominar   **c.** equilibrar
   b. disimular   **d.** perfeccionar   ____

23. ¿A cuántos grados debe utilizar la navaja en relación a la superficie de la piel?
a. 10 grados.   c. 45 grados.
b. 30 grados.   d. 90 grados.   ____

24. El ángulo correcto del corte con navaja se llama movimiento _____.
a. de corte   c. deslizante
b. invertido   d. adecuado   ____

25. ¿Cuál de las siguientes opciones se refiere a la forma en que el barbero sostiene la navaja para realizar un movimiento?
a. Ángulo.   c. Posición.
b. Grano.   d. Procedimiento.   ____

26. ¿Con qué tipo de movimiento aplicaría una crema facial suave o una loción hidratante?
a. Masaje petrissage. c. Deslizamiento.
b. Deslizante hacia adelante. d. Masaje effleurage.   ____

27. Los barberos diestros se paran _____ del cliente.
a. del lado derecho   c. del lado izquierdo
b. detrás   d. enfrente   ____

28. ¿Cuál de las siguientes opciones es un antihemorrágico?
a. Alcohol.
b. Astringente.
c. Polvo estíptico.
d. Tonificantes o refrescantes de pH balanceado.   ____

29. ¿Qué posición y movimiento de navaja *no* se utiliza en la afeitada del rostro?
a. Derecho.   c. Del revés.
b. Del revés invertido. d. Derecho invertido. ____

30. Cuando realiza un afeitado, debe usar _____ para estirar la piel con la presión correcta.
a. las yemas de los dedos   c. las palmas
b. los pulgares   d. el dedo meñique   ____

31. El movimiento del revés invertido solo se utiliza durante una afeitada _____.
a. simple   c. de primera pasada
b. del cuello   d. de segunda pasada   ____

32. ¿Cuál de las siguientes opciones incluye la preparación?
    a. Aplicar un polvo ligero.
    b. Tonificar.
    c. Cubrir al cliente.
    d. Aplicar hidratante en la piel con un masaje. ____

33. El vapor ayuda a _____ .
    a. mantener el cabello en posición vertical
    b. limpiar la piel
    c. crear una superficie suave para la navaja
    d. proporcionar lubricación estimulando las
       glándulas sebáceas ____

34. ¿Qué tipo de piel permite cortar de forma más sencilla
    el vello de la barba?
    a. Firme.   c. Tensa.
    b. Floja.   d. Seca. ____

35. ¿Cuál de las siguientes opciones de afeitadas debe
    asegurar una afeitada completa y uniforme aplicando
    espuma una sola vez?
    a. De primera pasada.   c. Afeitada simple.
    b. Al ras.   d. De segunda pasada. ____

36. Asegúrese de examinar el contorno del cuero cabelludo
    y las áreas del cuello en busca de _____ antes de
    comenzar la afeitada del cuello.
    a. puntos irregulares   c. piel firme
       o desiguales
    b. hipertrofias   d. vellos encarnados ____

37. El corte _____ es más adecuado para los clientes
    cuyas barbas son de textura y densidad parejas.
    a. con navaja   c. con contorneadora
                                sobre peine
    b. con tijeras sobre peine   d. con maquinilla
                                    uniforme ____

38. Después de la afeitada de primera pasada, el barbero
    examina la piel del cliente para buscar _____ .
    a. cortes   c. puntos irregulares
                                o desiguales
    b. hipertrofias   d. rasguños ____

39. ¿Qué se debe incluir al final de una afeitada?
   a. Aplicar vapor en el rostro.
   b. Aplicar hidratante en la piel con un masaje.
   c. Estirar la piel.
   d. Aplicar crema o gel en el rostro. ____

40. Cuando se realiza una afeitada, debe mantener el pulgar y las puntas de los dedos secos para _____.
   a. el estiramiento
   c. el posicionamiento
   b. el golpeteo
   d. el acabado ____

41. No se detenga en un área ni la afeite _____.
   a. sistemáticamente
   c. repetidamente
   b. suavemente
   d. consecutivamente ____

42. Mantenga sus dedos _____ para estirar o sostener la piel de forma firme durante la afeitada.
   a. empolvados
   c. cubiertos con guantes
   b. secos
   d. húmedos ____

43. Cuando realiza una afeitada, debe aplicar un toque suave y ¿qué tipo de movimiento para dirigir la punta de la cuchilla?
   a. Muy rápido.
   c. Deslizante.
   b. Muy lento.
   d. Deslizante hacia adelante. ____

44. ¿Dónde se deben desechar las cuchillas utilizadas?
   a. Cesta de basura.
   c. Recipiente para residuos afilados.
   b. Bolsa plástica para basura.
   d. Recipiente cerrado. ____

45. Mantenga la piel _____ al afeitar.
   a. caliente
   c. seca
   b. húmeda
   d. fría ____

46. Trate los pequeños cortes o tajos utilizando las normas de precaución y los procedimientos de _____.
   a. incidente de exposición
   c. desinfección
   b. primeros auxilios
   d. seguridad ____

14 CORTE DE CABELLO Y PEINADO PARA HOMBRES

PREGUNTAS DE OPCIÓN MÚLTIPLE

1. ¿Qué cosa puede descubrir durante la consulta con el cliente que evite continuar con el servicio?
   a. Resultados no deseables.
   b. Afecciones del cuero cabelludo.
   c. Hábitos del estilo de vida.
   d. Afecciones del cabello. _____

2. ¿Cuál es el crecimiento promedio del cabello por mes?
   a. 6,3 mm (¼ pulgadas).   c. 25,4 mm (1 pulgada).
   b. 38,1 mm (1½ pulgadas).   d. 12,7 mm (½ pulgada). _____

3. Hacerle preguntas al cliente durante la consulta ayuda a completar de forma correcta el proceso de _____ .
   a. información   c. previsión
   b. comunicación   d. análisis _____

4. ¿Cuál es la forma del rostro que tiene pómulos extremadamente anchos y una línea de mandíbula angosta?
   a. Triángulo invertido.   c. Forma de pera.
   b. Ovalada.   d. Diamante. _____

5. ¿En qué forma de rostro optaría por dirigir el flequillo hacia un costado para ampliar la apariencia de la frente?
   a. Triángulo invertido.   c. Con forma de diamante.
   b. Cuadrada.   d. Redondeada. _____

6. Con la forma del rostro _____ , el flequillo en capas cepillado hacia el costado sobre las sienes puede proporcionar la ilusión de una forma facial más corta.
   a. ovalada   c. de diamante
   b. alargada   d. tipo pera _____

7. ¿Cuál de las siguientes opciones se reconoce como la forma del rostro ideal?
   a. Alargada.   c. Redondeada.
   b. Cuadrada.   d. Ovalada. _____

8. ¿Qué tipo de perfil tiene la frente y el mentón prominentes?
   a. Cóncavo.
   b. Recto.
   c. Convexo.
   d. Angular. ____

9. ¿Qué perfil facial puede parecer más equilibrado si se acomoda el cabello sobre la frente y se agrega un bigote y una barba cortada al ras?
   a. Recto.
   b. Cóncavo.
   c. Angular.
   d. Convexo. ____

10. ¿Con qué perfil facial utilizaría un peinado al ras sobre la frente para disminuir su abultamiento?
    a. Angular.
    b. Convexo.
    c. Recto.
    d. Cóncavo. ____

11. Los cuellos largos pueden parecer más cortos si el cabello se deja con más cuerpo o más largo en _____.
    a. las orejas
    b. el mentón
    c. la nuca
    d. los hombros ____

12. ¿Para qué forma del rostro crearía altura en la parte superior a fin de alargar la apariencia del rostro?
    a. De diamante.
    b. Con forma de pera.
    c. Cuadrada.
    d. Redondeada. ____

13. ¿Qué tipo de barba ayuda a disimular una mandíbula angosta?
    a. Completa.
    b. Cortada al ras.
    c. Redondeada.
    d. Cuadrada. ____

14. _____ es el área más ancha de la cabeza que comienza en las sienes y finaliza justo debajo de la coronilla.
    a. El vértice
    b. El surco parietal
    c. El hueso occipital
    d. Las cuatro esquinas ____

15. El surco parietal también se denomina _____.
    a. herradura
    b. proyección
    c. sección de guía del cabello
    d. vértice ____

16. ¿Cuál de las siguientes opciones se utiliza para establecer líneas y contornos de diseño proporcionales?
    a. Guías.
    b. Puntos de referencia.
    c. Divisiones.
    d. Líneas de corte. ____

17. ¿Qué tipo de peinado tiene un leve afilado sobre el occipital?

    a. Rebajado.   **c.** Largo medio.

    b. Más largo.   **d.** Semicorto.   ____

18. _____ determina las áreas principales de afilado de un corte.

    a. La parte natural   **c.** El peinado

    b. La línea de diseño   **d.** La preferencia del cliente   ____

19. El estilo de largo medio no tiene una apariencia _____.

    a. de rapado   **c.** acabada

    b. uniforme   **d.** completa   ____

20. Las líneas verticales de corte _____.

    a. crean líneas inclinadas en el corte

    b. crean peso

    c. quitan peso en el corte

    d. crean un efecto de capas apiladas   ____

21. El término _____ se refiere a la calidad de la superficie de la forma.

    a. línea de peso   **c.** proporción

    b. textura del diseño   **d.** valle   ____

22. ¿Qué tipo de línea de corte se utiliza para crear cortes de un solo largo y baja elevación o diseños de cortes rectos?

    a. Curvas.   **c.** Vertical.

    b. Diagonal.   **d.** Horizontal.   ____

23. Las líneas curvas _____.

    a. suavizan un diseño

    b. crean la apariencia de un solo largo

    c. crean líneas en declive

    d. quitan peso en el corte   ____

24. ¿Cuál de las siguientes opciones es un elemento de diseño importante cuando se habla del equilibrio?

    a. Textura del cabello.   **c.** Densidad del cabello.

    b. Porosidad del cabello.   **d.** Color del cabello.   ____

25. _____ es una serie de puntos conectados que crean una marca continua.

    a. Un contorno   **c.** Una forma

    b. Una configuración   **d.** Una línea   ____

26. _____ ayudan a crear bases fuertes y consistentes en el corte de cabello.
   a. Los ángulos
   b. Las líneas
   c. Las formas
   d. Las elevaciones ____

27. Cortar _____ significa que el corte se realiza en la misma dirección en la que crece el cabello.
   a. en dirección transversal al crecimiento
   b. en dirección al crecimiento
   c. a contrapelo
   d. con un movimiento circular ____

28. _____ en el corte crea líneas limpias y rizadas en el contorno del cuero cabelludo en cortes más cortos.
   a. La elevación a 180 grados
   b. La elevación a 45 grados
   c. La elevación a 0 grados
   d. La elevación a 90 grados ____

29. La _____ es la línea de perímetro exterior del corte.
   a. sección de guía del cabello
   b. división del cabello
   c. línea de corte
   d. línea de diseño ____

30. Una guía para cortes rectos se utiliza para _____.
   a. lograr diseños con apariencia de un solo largo generales en el perímetro
   b. texturizar o eliminar volumen en el cabello
   c. cortar el cabello rizado
   d. elevar el cabello sobre la elevación de 0 ____

31. La _____ es el ángulo o grado al que se sostiene una sección de cabello para cortarlo respecto de su punto de crecimiento.
   a. posición
   b. dirección
   c. elevación
   d. transición ____

32. ¿Qué nivel de tensión se utiliza en los cabellos lacios para crear líneas precisas?
   a. Moderado.
   b. Máximo.
   c. Mínimo.
   d. Medio. ____

33. La mayoría de los cortes de cabello para hombres requieren alguna forma de _____.
   a. corte en capas
   b. texturización
   c. reducción de volumen
   d. afilado ____

34. Una línea _____ se refiere al área del perímetro más pesada de un corte de 0 de elevación o 45 grados.
   a. de peso
   b. de corte
   c. vertical
   d. horizontal ____

35. ¿Cuál de las siguientes opciones crea un aumento en el largo en el diseño?

  a. Texturización.
  c. Corte en capas.
  b. Cambio de la dirección natural.
  d. Afilado.

_____

36. _____ se utiliza con frecuencia en el corte de cabello para hombres para cortar e integrar las capas en la parte superior, en la coronilla y en las áreas de la herradura.

  a. El corte por debajo de los dedos
  b. El corte con tijeras sobre peine
  c. El corte palma a palma
  d. El corte por encima de los dedos

_____

37. ¿Qué técnica se utiliza comúnmente para crear líneas de diseño en el perímetro del corte?

  a. Corte palma a palma.
  b. Corte por encima de los dedos.
  c. Corte debajo de los dedos.
  d. Corte del derecho con tijeras.

_____

38. ¿Cuál de las siguientes opciones se utiliza para afinar o personalizar las áreas difíciles causadas por huecos, arrugas, remolinos o pliegues en el cuero cabelludo?

  a. Afilado con las puntas de la tijera.
  b. Corte del derecho con tijeras.
  c. Maquinilla sobre peine.
  d. Técnica del derecho con maquinilla.

_____

39. ¿Qué técnicas de corte se utilizan para cabellos rizados más largos que requieren más esculpido?

  a. Maquinilla sobre peine.
  c. Navaja.
  b. Del derecho con maquinilla.
  d. Del derecho con tijeras.

_____

40. ¿Qué técnica de corte también se conoce como técnica de deslizamiento?

  a. Navaja sobre peine.
  b. Del derecho con maquinilla.
  c. Rotación de la navaja.
  d. Dedos y navaja.

_____

41. En _____ la navaja se sostiene casi plana contra la superficie del cabello.

  a. el afilado y armonizado ligero
  b. el armonizado terminal
  c. la reducción de volumen
  d. el afilado y armonizado más pesado

_____

42. ¿Con qué tipo de cabello se utiliza un movimiento suave de la navaja con poca presión?
   a. Grueso.
   c. Denso.
   b. Fino.
   d. Textura media. ____

43. Para lograr mejores resultados en el corte con navaja, el cabello debe estar limpio y _____.
   a. hidratado
   c. mojado
   b. húmedo
   d. seco ____

44. La técnica de tijeras sobre peine se utiliza para cortar las puntas del cabello y para _____.
   a. el recorte
   c. la texturización
   b. el corte en capas
   d. el afilado ____

45. ¿Cuál de las siguientes opciones puede dañarle los dedos?
   a. Tener las hojas de las tijeras cerca de los dedos.
   b. Tener las hojas de las tijeras planas con respecto a los dedos.
   c. Ubicar en ángulo las hojas de las tijeras.
   d. Tener las hojas de las tijeras al ras de los dedos. ____

46. ¿En qué tipo de corte la parte superior de la cresta se debe ver cuadrada de frente?
   a. Corte de precisión.
   c. Estilo rebajado.
   b. Chato en la parte superior.
   d. Corte afilado. ____

47. El _____ es un corte de afilado medio con una sección superior larga.
   a. copete clásico
   c. Quo vadis
   b. corte militar
   d. corte César ____

48. ¿Cuál de los siguientes cortes es una variación del corte rapado?
   a. Corte de precisión.
   c. Chato en la parte superior.
   b. Corte Princeton.
   d. Corte cepillo. ____

49. El _____ se corta con tijeras para crear capas uniformes cortas.
   a. corte chato en la parte superior
   c. corte César
   b. corte rapado
   d. rebajado de copete ____

50. ¿Cuál de las siguientes opciones es una variación del corte afilado?
   a. Corte militar.
   c. Corte cepillo.
   b. Clásico con raya al lado.
   d. Corte Quo vadis. ____

51. ¿Cuál es la técnica más popular para el recorte de los vellos de la ceja?
   a. Maquinilla sobre peine.
   c. Corte con navaja.
   b. Corte debajo de los dedos.
   d. Tijeras sobre peine. ____

52. ¿Qué suele incluirse como parte del afeitado del contorno en muchos estilos afroamericanos?
   a. Recorte del vello de la nariz.
   b. Recorte del vello de las orejas.
   c. Corte de la parte frontal del contorno del cuero cabelludo.
   d. Recorte de las cejas. _____

53. Cuando se afeita la cabeza, el cabello y el cuero cabelludo se preparan con _____ y espuma.
   a. toallas calientes
   b. humectantes
   c. aceites que no contienen petróleo
   d. un masaje _____

54. El recorte del cabello en las orejas o a su alrededor se realiza con _____.
   a. una navaja recta   c. una navaja eléctrica
   b. una contorneadora   d. tijeras _____

55. Antes de afeitar la cabeza, analice bien el cuero cabelludo para identificar _____.
   a. las secciones de la cabeza
   b. la densidad del cabello
   c. hipertrofias
   d. los patrones de crecimiento del cabello _____

56. ¿Cuál de las siguientes opciones fue muy popular entre hombres y mujeres durante la década del 20 y del 30?
   a. Trenzado   c. Secado con difusor.
   b. Ondulación con los dedos. d. Peinado apretado. _____

57. Para _____ es necesario trabajar muy cerca del cuero cabelludo a lo largo de las curvaturas de la cabeza.
   a. las trenzas en hilera   c. el peinado apretado
   b. la ondulación con los dedos d. las ondas con secador _____

58. ¿Qué tipo de secado ocurre cuando el cabello se peina o se arregla con los dedos y se deja secar en el lugar?
   a. Secado estilizado   c. Secado de
      con secador.   forma libre.
   b. Secado con difusor.   d. Natural. _____

59. _____ se crean con cabellos con textura natural que se entretejen para formar una red de cabello.
   a. Las trenzas   c. Los rizos rasta
   b. Las trenzas en hilera d. Las torzadas _____

60. Una vez que el cabello se riza en bucles compactos, se puede lavar con champú regularmente y manejarse con _____ .
a. aceite que no contiene petróleo
c. pomada
b. hidratante
d. gel modelador ____

61. El peinado con secador crea _____ .
a. una apariencia más acabada
b. un patrón de ondulación natural
c. volumen adicional
d. un contorno uniforme en todo el cabello ____

62. _____ es una técnica de peinado húmedo que da forma y dirige el cabello en un patrón en forma de S.
a. El doble trenzado
c. La ondulación con los dedos
b. El peinado apretado
d. El enrollado ____

63. Mantenga el aire y el cabello en movimiento durante el peinado con secador para evitar _____ .
a. cambios físicos en el cabello
b. quemar el cuero cabelludo del cliente
c. un alisado temporal
d. estrujar el cabello ____

64. Se recomienda que el principiante utilice una navaja con una _____ .
a. hoja templada
c. hoja intercambiable
b. hoja sin filo
d. guarda de seguridad ____

65. ¿Qué tipo de movimiento debe utilizar cuando levanta o baja las sillas y respaldos?
a. Brusco.
c. Rápido.
b. Lento.
d. Suave ____

66. La preocupación principal debe ser la seguridad y protección de _____ del cliente cuando se utilizan las técnicas de recorte de los vellos de la ceja.
a. las sienes
c. los ojos
b. la frente
d. la piel ____

67. Evite aplicar _____ demasiado tiempo en un mismo lugar de la cabeza.
a. el secado con calor
c. espuma
b. presión
d. hamamélide ____

68. Debe mantener la navaja _____ cuando no la utilice.
a. sin cuchilla
c. en un recipiente para elementos con filo
b. cerrada
d. abierta ____

CAPÍTULO 15

SUSTITUCIÓN DEL CABELLO PARA HOMBRES

PREGUNTAS DE OPCIÓN MÚLTIPLE

1. Durante el siglo XVIII, ¿qué término se utilizó para describir la sección frontal del cabello?
   - **a.** Queue.
   - **b.** Bisoñé.
   - **c.** Peluca empolvada.
   - **d.** Club. ____

2. Algunos hombres eligen cubrir sus áreas calvas o donde el volumen es menor para parecer _____.
   - **a.** más jóvenes
   - **b.** más delgados
   - **c.** más modernos
   - **d.** más exitosos ____

3. Cuando hable sobre la sustitución de cabello con su cliente, asegúrese de adoptar un punto de vista personal y _____.
   - **a.** lento
   - **b.** de venta agresiva
   - **c.** en privado
   - **d.** técnico ____

4. Dedique tiempo durante la consulta para explicar los puntos más sutiles de la restauración del cabello, _____, los métodos de pegado y las distintas soluciones para el cabello.
   - **a.** de peinado
   - **b.** de mantenimiento
   - **c.** de almacenamiento
   - **d.** de transporte ____

5. ¿Cuál de las siguientes opciones es la mejor prueba de que los clientes quedan satisfechos y complacidos?
   - **a.** Referencias personales.
   - **b.** Página de seguidores en la red.
   - **c.** Marketing en los medios sociales.
   - **d.** Cupones de clientes. ____

6. Mientras más natural se vea _____ del cabello, menos evidente será la solución del cabello.
   - **a.** la densidad
   - **b.** la textura
   - **c.** la ondulación
   - **d.** el color ____

7. ¿Qué tipo de anuncios pueden ser baratos y rentables?
   - **a.** Radio.
   - **b.** Televisión.
   - **c.** Periódico.
   - **d.** Carteles. ____

8. El cabello _____ puede durar toda la vida si se realiza de forma correcta.
   a. cubierto
   b. trasplantado
   c. sintético
   d. regenerado por células   ____

9. ¿Qué medicamento tópico para la sustitución de cabello tiene efectos secundarios potenciales que incluyen aumento de peso y pérdida de las funciones sexuales?
   a. Finasterida.
   b. Rogaine.
   c. Minoxidil.
   d. Loniten.   ____

10. ¿Qué servicio se puede ofrecer en la barbería?
    a. Cirugía con trasplante de tejido.
    b. Reducción del cuero cabelludo.
    c. Transplante capilar.
    d. Terapia láser de baja intensidad.   ____

11. Una ventaja del cabello humano es que _____.
    a. puede limpiarse con soluciones limpiadoras
    b. no se oxida
    c. tiene la capacidad de soportar procesos químicos
    d. no pierde el peinado   ____

12. ¿Qué tipo de solución capilar se utiliza con frecuencia en el mundo de la creación de pelucas para el teatro y la moda?
    a. Tratado con químicos.
    b. Mixto.
    c. Humano.
    d. Sintético.   ____

13. El cabello _____ se convirtió en la elección más popular para la sustitución de cabello.
    a. humano
    b. mixto
    c. sintético
    d. tratado químicamente   ____

14. _____ se refiere a la manera en que el cabello se adhiere a la base de la solución capilar.
    a. Ajustado
    b. Anudado
    c. Anudado en la base
    d. Entrelazado   ____

15. Una plantilla o análisis _____ puede realizarse antes de colocar una solución capilar.
    a. de contorno
    b. a la medida
    c. de consulta
    d. de construcción   ____

16. ¿Cuál de las siguientes opciones puede utilizarse como ejemplo para mostrarles a los posibles clientes de sustitución de cabello cómo se vería un sistema de sustitución?
  a. Exposiciones en la vidriera.
  b. Su propia solución capilar.
  c. Sistemas estándar.
  d. Sistemas prediseñados. ____

17. ¿Cuál de los siguientes insumos necesarios para las soluciones capilares no es un elemento estándar en las barberías?
  a. Cepillos pequeños.   **c.** Tijeras de entresacar.
  b. Adhesivos.   **d.** Pinzas para rulos. ____

18. ¿Qué tipo de solución capilar se recomienda usar en un estilo que deje despejada la cara?
  a. Cubierto.   **c.** Relleno parcial de base tejida.
  b. Pegado en cabeza completa.   **d.** Postizo frontal con base tejida. ____

19. Las pelucas completas listas para usar suelen estar hechas con _____.
  a. una fibra sintética   **c.** angora
  b. pelo de yak   **d.** lana ____

20. _____ es el proceso de pegado de un sistema de sustitución del cabello a todas las áreas de la cabeza con un agente adhesivo.
  a. El postizo frontal con base tejida   **c.** El relleno parcial de base tejida
  b. El pegado en cabeza completa   **d.** La solución capilar parcial ____

21. Las soluciones capilares sintéticas siempre deben limpiarse con _____.
  a. agua caliente   **c.** agua fría
  b. reacondicionadores   **d.** solvente ____

22. Los tratamientos reacondicionadores deben utilizarse para prevenir _____ del cabello.
  a. el color amarillento   **c.** la sequedad o fragilidad
  b. la decoloración   **d.** el enmarañamiento ____

23. Debe cepillar y peinar la solución capilar con movimientos
_____ .

    a. hacia arriba   **c.** bruscos

    b. hacia abajo   **d.** diagonales   ____

24. ¿Cuál de las siguientes opciones se logra usando alfileres
para bigudíes para sostener la varilla por encima de la base
del sistema capilar?

    a. Entrelazado.   **c.** Flotación.

    b. Anudado.   **d.** Anudado en la base.   ____

25. Utilice _____ para combinar las puntas de la
sustitución con el cabello natural del cliente.

    a. maquinillas   **c.** navaja

    b. cortadoras   **d.** tijeras de entresacar   ____

26. Luego de cortar y combinar un sistema de sustitución de
pegado en cabeza completa, espere _____ antes de
lavar con champú.

    a. 12 horas   **c.** 5 días

    b. 24 a 48 horas   **d.** 1 semana   ____

27. Realice un afilado de forma gradual utilizando un método
_____ para que el sistema de sustitución no pueda
detectarse cuando se combine con el cabello natural del
cliente.

    a. técnicas de corte   **c.** de corte de
            con dedos y tijeras   deslizamiento

    b. de maquinilla   **d.** de reducción
            sobre peine   de volumen   ____

16 CORTE DE CABELLO Y PEINADO PARA MUJERES

PREGUNTAS DE OPCIÓN MÚLTIPLE

1. En el corte de cabello para mujeres, las líneas junto al contorno del cuero cabelludo suelen ser _____.
   - **a.** más suaves
   - **b.** más cortas
   - **c.** con más textura
   - **d.** más rectas
   ____

2. Cuando corte el cabello de una mujer, haga _____ definidos(as) y consistentes para producir resultados precisos.
   - **a.** capas
   - **b.** divisiones del cabello
   - **c.** cortes con navaja
   - **d.** elevaciones
   ____

3. ¿En cuál de los siguientes cortes todas las hebras de cabello terminan en un nivel que forma una pesada línea de peso en el perímetro?
   - **a.** Escalonado.
   - **b.** Largo en capas.
   - **c.** Recto.
   - **d.** En capas uniformes.
   ____

4. La elevación más común para un corte escalonado es de _____.
   - **a.** 0 grados
   - **b.** 45 grados
   - **c.** 90 grados
   - **d.** 180 grados
   ____

5. Al terminar, ¿qué corte tendrá una apariencia suave y texturizada y se adaptará a la forma de la cabeza sin líneas de peso ni esquinas?
   - **a.** Recto.
   - **b.** En capas uniformes.
   - **c.** Escalonado.
   - **d.** Largo en capas.
   ____

6. ¿Cuál de los siguientes cortes consiste en el aumento de las capas, lo cual se logra cortando el cabello a una elevación de 180 grados?
   - **a.** En capas uniformes.
   - **b.** Recto.
   - **c.** Largo en capas.
   - **d.** Escalonado.
   ____

7. El cabello espeso y grueso es más fácil de cortar con _____.
   - **a.** maquinillas
   - **b.** cizalla
   - **c.** tijera
   - **d.** navaja
   ____

8. El cabello rizado suele escalonarse naturalmente debido a su patrón y _____.
   a. movilidad
   b. densidad
   c. elasticidad
   d. textura _____

9. ¿Cuál de las siguientes opciones es el proceso que consiste en afinar el cabello a largos en forma gradual usando tijeras?
   a. Texturización.
   b. Técnica de deslizamiento.
   c. Tallado.
   d. Desfilado. _____

10. _____ se realiza en las puntas del cabello usando las puntas de la tijera a un ángulo pronunciado respecto de la división del cabello.
    a. El tallado
    b. El despunte
    c. El entresacado
    d. La técnica de deslizamiento _____

11. ¿Qué técnica de corte de cabello armoniza las longitudes cortas y largas a lo largo del perímetro de la línea de diseño o de la sección interior?
    a. Cambio de la dirección natural.
    b. Corte con navaja.
    c. Texturización.
    d. Entresacado. _____

12. _____ fijan un patrón en el cabello que formará la base de un peinado.
    a. Los rizadores
    b. Las envolturas para cabello
    c. Los rulos
    d. Los rizos con horquillas _____

13. ¿Qué parte del rizo es el cabello entre el cuero cabelludo y el primer arco del círculo?
    a. Barril.
    b. Base.
    c. Pie.
    d. Raíz. _____

14. _____ es el proceso de modelado y dirección del cabello hacia un patrón con forma de S por medio del uso de los dedos, peines y loción fijadora.
    a. El peinado térmico
    b. La ondulación con los dedos
    c. La envoltura de cabello
    d. El moldeado del cabello _____

15. La ondulación térmica se realiza con _____.
    a. el peine térmico calentado
    b. secadores
    c. planchas tipo Marcel
    d. planchas para alisar _____

16. Para un corte recto, ¿qué no debe utilizar cuando usa secadores, ya que se crea una curva en las puntas del cabello que dificulta la verificación la línea?
    a. Peine para cortar el cabello.
    b. Cepillo de estilo clásico.
    c. Peine de dientes anchos.
    d. Cepillo redondo. _____

17. Una vez que el corte recto esté seco, ¿qué tipo de línea debe ver?
    a. Línea horizontal y uniforme alrededor de toda la cabeza.
    b. Línea central vertical desde la coronilla hasta el occipital.
    c. Línea paralela a la división.
    d. Línea leve en forma de arco. ____

18. En el corte escalonado, para preparar _____, debe crear una sección radial tomando una división radial desde la coronilla hacia la parte superior de cada oreja.
    a. el corte con navaja
    c. el procedimiento de texturizar
    b. las capas
    d. el afilado ____

19. ¿Qué debe hacer para el corte escalonado una vez que el cabello esté seco?
    a. Desenredar el cabello con el peine de dientes anchos.
    b. Texturizar el interior.
    c. Detallar el perímetro.
    d. Peinar el cabello a una caída natural. ____

20. Para el corte en capas uniformes, ¿cómo debe secar el cabello?
    a. De forma natural.
    c. Con secador.
    b. Con las manos.
    d. Con difusor. ____

21. Para el corte escalonado uniforme, una vez que el cabello esté seco, debe texturizar el interior para eliminar el peso con _____.
    a. corte con navaja
    c. el tallado
    b. un desfilado
    d. un despunte profundo ____

22. Los clientes con cabello largo quieren ver el largo _____.
    a. en el frente y atrás
    c. en el área de la patilla
    b. solo adelante de las orejas
    d. los laterales ____

23. Para un corte en capas largas, divida el cabello en secciones del mismo modo en que lo cortó y séquelo con secador utilizando un _____.
    a. cepillo clásico para peinar
    c. peine de dientes anchos.
    b. cepillo redondo grande
    d. peine de estilo ____

24. Para un corte en capas largas, _____ el corte tomando una sección horizontal en la parte superior y busque un incremento en el largo.
    a. detalle
    c. haga una partición cruzada del
    b. gradúe
    d. peine ____

25. Para un corte en capas largas, el espesor de la sección de cabello con la que trabaja puede variar debido a la _____ del cabello.
    a. densidad
    c. porosidad
    b. textura
    d. longitud ____

CAPÍTULO 17 SERVICIOS DE TEXTURA QUÍMICA

PREGUNTAS DE OPCIÓN MÚLTIPLE

1. El proceso de alisado químico del cabello incluye un _____.
   - **a.** aclarador
   - **b.** neutralizador
   - **c.** papelillo
   - **d.** bigudí para permanente _____

2. ¿Cuál de las siguientes opciones también se conoce como un rizo Jheri®?
   - **a.** Ondulador al agua.
   - **b.** Ondulación permanente.
   - **c.** Reestructuración de rizos.
   - **d.** Alisado químico del cabello. _____

3. La ondulación permanente _____.
   - **a.** reordena la estructura básica del cabello muy rizado en una forma más recta
   - **b.** reestructura el cabello muy rizado en un patrón de rizo más grande
   - **c.** disminuye el volumen del cabello fino o suave
   - **d.** redirige los patrones de crecimiento resistentes hasta que el cabello vuelva a crecer _____

4. Fotos, revistas y catálogos de peinados le ayudan a darse cuenta de _____ del cliente.
   - **a.** los gustos personales
   - **b.** los hábitos de gasto
   - **c.** el estilo de vida
   - **d.** el nivel de confianza _____

5. ¿Qué tipo de preguntas le ayudarán a determinar las expectativas y experiencias anteriores del cliente con servicios de textura?
   - **a.** Abiertas.
   - **b.** Cerradas.
   - **c.** Retóricas.
   - **d.** Casuales. _____

6. ¿Cuánto dura generalmente una consulta con el cliente?
   - **a.** Unos minutos.
   - **b.** Media hora.
   - **c.** Una hora.
   - **d.** Una cita completa. _____

7. ¿Qué tipo de cabello tiene una capa de cutículas levantada que facilita la absorción de las soluciones químicas?
   - **a.** Denso.
   - **b.** Grueso.
   - **c.** Resistente.
   - **d.** Poroso. _____

8. Si la elasticidad es buena, el cabello _____ después del estiramiento.
   a. se expande
   b. se contrae
   c. se enreda
   d. se riza
   ____

9. ¿Qué tipo de cabello puede ser más resistente a los procesos químicos?
   a. Poroso.
   b. Medio.
   c. Grueso.
   d. Fino.
   ____

10. La _____ del cabello describe el diámetro de una sola hebra y se clasifica como gruesa, media o fina.
    a. textura
    b. densidad
    c. porosidad
    d. elasticidad
    ____

11. No proporcione el servicio químico si el cabello muestra signos de _____ .
    a. estiramiento
    b. remolinos
    c. porosidad
    d. resquebrajamiento
    ____

12. ¿Qué capa le proporciona al cabello la mayor parte de la fuerza, flexibilidad, elasticidad y forma?
    a. Médula.
    b. Corteza.
    c. Proteína.
    d. Cutícula.
    ____

13. Los productos alisadores de "Thio" requieren el uso de un _____ para oxidar químicamente el cabello.
    a. hidratante
    b. activador
    c. neutralizador
    d. texturizador
    ____

14. Los alisadores de hidróxido pueden tener un pH de hasta _____ .
    a. 9
    b. 9,6
    c. 10
    d. 13,5
    ____

15. Las lociones/soluciones para ondular rompen los enlaces de bisulfuro, lo que se denomina _____ .
    a. reformación
    b. oxidación
    c. reducción
    d. iantionización
    ____

16. ¿Qué tipo de sustancia utilizada en los productos de textura química rompe los enlaces químicos y permite el suavizado y la expansión del cabello?
    a. Mercaptamina.
    b. Alcalina.
    c. Ácida.
    d. Alcanolamina.
    ____

17. _____ son álcalis muy fuertes que pueden hinchar el cabello hasta el doble de su diámetro normal.
a. Los alisadores de "thio"
b. Las soluciones de ondulación
c. Los neutralizadores
d. Los alisadores de hidróxido
____

18. Los aminoácidos forman proteínas, y las reacciones químicas entre las proteínas generan _____.
a. enlaces peptídicos
b. sulfitos de amonio
c. monotioglicolatos de glicerol
d. sustancias alcalinas
____

19. En la capa de la corteza, el cabello desarrolla y mantiene su forma natural mediante _____ físicos(as) y químicos(as).
a. penetraciones
b. reacciones
c. concentraciones
d. enlaces cruzados
____

20. La cisteína es un _____ obtenido mediante la reducción de la cistina.
a. álcali
b. aminoácido
c. agente oxidante
d. agente reductor
____

21. ¿Cuál de las siguientes opciones es el bigudí para permanente más usado?
a. Bucle.
b. Recto.
c. Cóncavo.
d. Flexible.
____

22. La envoltura _____ utiliza un papelillo doblado por la mitad sobre las puntas del cabello.
a. plegada
b. doble para puntas
c. plana simple
d. plana doble
____

23. ¿Qué tipo de bigudí se usa cuando se desea un patrón de ondulación definido cercano a la cabeza?
a. Recto.
b. Herramienta circular.
c. Flexible.
d. Cóncavo.
____

24. El bigudí _____ es un implemento cubierto de plástico que también mide aproximadamente 30,5 cm (12 pulgadas) y tiene un diámetro uniforme en toda su longitud.
a. cóncavo
b. circular
c. flexible
d. cóncavo
____

25. ¿Cuál de las siguientes opciones se usa para asegurar el bigudí al cabello en la posición deseada y evitar que el rizo se desenrolle durante un procedimiento?
   a. Banda elástica.
   b. Alambre duro.
   c. Sujeción de las puntas.
   d. Papeles absorbentes. ____

26. ¿Qué envoltura se puede usar con bigudíes cortos o con cabello corto?
   a. Plano doble.
   b. Simple para puntas.
   c. Plegado.
   d. Doble para puntas. ____

27. Los _____ son eficaces para ayudar a suavizar la envoltura del cabello de longitud irregular.
   a. acondicionadores
   b. alisadores
   c. anzuelos
   d. papelillos ____

28. ¿Qué tipo de bigudí generalmente se usa para formar ondas con cuerpo que sirven como base del posterior peinado?
   a. Flexible.
   b. Grande y recto.
   c. Herramienta circular.
   d. Cóncavo. ____

29. ¿Qué tipo de bigudí crea un rizo con un tamaño que es uniforme de un lado de la división del cabello al otro?
   a. Cóncavo.
   b. Recto.
   c. Flexible.
   d. Bucle. ____

30. ¿Con qué método de envoltura puede ser difícil controlar el cabello?
   a. Simple para puntas.
   b. Plegado.
   c. Plano doble.
   d. Doble para puntas. ____

31. _____ se refiere a la posición del bigudí o herramienta para permanente con respecto a su sección base.
   a. El patrón de envoltura
   b. La formación de onda
   c. El control de la base
   d. La dirección de base ____

32. La colocación de media base tiene como resultado _____.
   a. el movimiento máximo
   b. un volumen medio y movimiento
   c. un mayor volumen en el área del cuero cabelludo
   d. la menor cantidad de volumen y movimiento ____

33. La colocación en la base se refiere al momento en que el cabello se proyecta a _____ más allá de la línea perpendicular.
   a. 30 grados   c. 90 grados
   b. 45 grados   d. 180 grados   ____

34. Cuando se emplea la técnica de envoltura de permanente _____, el cabello se enrolla desde las puntas hasta el cuero cabelludo.
   a. croquignole   c. de agua
   b. en espiral   d. de loción   ____

35. ¿Qué tipo de bigudí suele usarse para una envoltura en espiral?
   a. Flexible.   c. Recto.
   b. Cóncavo.   d. Bucle.   ____

36. ¿Qué tipo de envoltura de permanente es apropiada para diseños en cabello largo y produce la formación de rizos uniformes desde el cuero cabelludo hasta las puntas?
   a. Croquignole.   c. De agua.
   b. Plegada.   d. En espiral.   ____

37. ¿Qué tipo de patrón de envoltura es uno de los mejores para usar en peinados para hombres, ya que produce un patrón de ondulación de apariencia natural?
   a. Básico.   c. Tipo enladrillado.
   b. En curvatura.   d Bigudí doble.   ____

38. El patrón de permanente _____ armonizará un área con otra.
   a. tipo enladrillado   c. bigudí doble
   b. en curvatura   d. básico   ____

39. ¿En qué patrón de envoltura todos los bigudíes están dentro de un panel ubicados en la misma dirección y son del mismo tamaño?
   a. Bigudí doble.   c. Básico.
   b. Tipo enladrillado.   d. En curvatura.   ____

40. Las divisiones en zigzag también se conocen como técnica _____.
   a. de textura   c. tipo enladrillado
   b. de espirales   d. tramado   ____

41. Las envolturas para permanente comienzan con la división del cabello en _____.
    a. patrones
    b. bandas
    c. paneles
    d. contornos
    ____

42. ¿En qué tipo de envoltura de permanente se utilizan dos bigudíes o herramientas para cada división del cabello con el fin de facilitar la formación uniforme del rizo en cabellos largos o densos?
    a. Tipo enladrillado.
    b. En curvatura.
    c. Básica.
    d. Bigudí doble.
    ____

43. Para el cabello fino, el diámetro del bigudí será _____.
    a. denso
    b. pequeño
    c. grande
    d. medio
    ____

44. ¿Qué tipo de técnica incrementa el tamaño del rizo a medida que se acerca a la zona del cuero cabelludo y forma rizos más apretados en los extremos?
    a. Envoltura de permanente croquignole.
    b. Envoltura en espiral.
    c. Envoltura plegada.
    d. Envoltura doble para puntas.
    ____

45. El principal ingrediente activo o agente reductor de las permanentes alcalinas es _____.
    a. alcanolaminas
    b. peróxido de hidrógeno
    c. tioglicolato de amonio
    d. monotioglicolato de glicerol
    ____

46. ¿Qué tipo de ondas requieren el uso de una fuente externa de calor para activar las reacciones químicas y el procesamiento?
    a. Frías.
    b. Con acidez balanceada.
    c. Exotérmicas.
    d. Endotérmicas.
    ____

47. ¿Cuál de las siguientes opciones produce una formación de ondulación floja o débil, con estriaciones indefinidas dentro del patrón S?
    a. Procesamiento más rápido.
    b. Procesamiento insuficiente.
    c. Reacondicionadores.
    d. Procesamiento excesivo.
    ____

48. Uno de los beneficios de las permanentes alcalinas son _____.
a. los patrones de rizos fuertes
b. los patrones de rizos sueltos
c. los procesos lentos pero más controlables
d. los tratamientos más suaves para tipos de cabello delicados
____

49. Las ondas sin amoníaco usan _____ para reemplazar el amoníaco.
a. alcanolaminas
b. mercaptaminas
c. cisteaminas
d. bisulfitos
____

50. ¿En qué tipo de cabello pueden utilizarse productos de ondulación permanente de fuerza resistente?
a. Cabello teñido.
b. Cabello con menos porosidad.
c. Cabello dañado.
d. Cabello poroso.
____

51. ¿Qué tipo de alisador de hidróxido se conoce como alisador con lejía?
a. Calcio.
b. Guanidina.
c. Sodio.
d. Litio.
____

52. Los alisadores de hidróxido de calcio requieren la adición de _____.
a. hidratante
b. neutralizador
c. acondicionador
d. activadores
____

53. ¿Cuál de las siguientes opciones es el alisador químico más antiguo y comúnmente el más utilizado?
a. Hidróxido de guanidina.
b. Hidróxido de sodio.
c. Thio.
d. Hidróxido de litio.
____

54. Los alisadores sin base contienen una crema de base protectora diseñada para _____ a la temperatura corporal.
a. derretirse
b. endurecerse
c. absorberse
d. evaporarse
____

55. ¿Qué tipo de alisador se vende en fórmulas con *base* y *sin base*?
a. Thio.
b. Neutralizadores químicos.
c. Tioglicolato de amonio.
d. Hidróxido.
____

56. ¿Qué tipo de prueba de la hebra se utiliza para determinar la reacción del cabello al químico y a la duración del proceso?

a. Elasticidad.
c. Porosidad.
b. Alisador.
d. Densidad. ____

57. Para una prueba de la hebra del alisador, pase una pequeña sección del cabello por un agujero en un papel de cera o toalla de papel y no utilice _____.

a. un champú neutralizante
c. laminado
b. neutralizador
d. agua ____

58. El alisador de "thio" que se utiliza para el alisado parcial del cabello en un servicio de reestructuración de rizos es conocido como_____.

a. tramado
c. estimulador
b. neutralizador
d. reestructurador ____

59. En la reestructuración de rizos, ¿qué solución reconstruye los enlaces de bisulfuro que se rompieron?

a. Neutralizador.
c. Reestructurador.
b. Estimulador.
d. Ondulación. ____

60. En la reestructuración de rizos, ¿qué químico reestructura el cabello alrededor de los bigudíes para permanentes?

a. Neutralizador.
c. Estimulador.
b. Reestructurador.
d. Activador. ____

61. ¿Qué tipo de producto de peluquería suele recomendarse como parte del proceso de acabado de la reestructuración de rizos?

a. Pomada.
c. Texturizador.
b. Hidratante.
d. Acondicionador. ____

62. El reestructurador es un producto de control de la base en forma de _____.

a. espuma
c. aerosol líquido
b. polvo
d. crema espesa ____

63. Los productos alisadores se pueden usar para _____.

a. proteger y controlar las puntas del cabello
b. texturizar el cabello
c. envolver el cabello
d. crear volumen y levante ____

64. El hidróxido de sodio es un producto muy _____ .
    a. alcalino   **c.** poroso
    b. ácido   **d.** procesado en exceso   ____

65. ¿Qué tipo de servicio se utiliza para eliminar hasta el 95 % del encrespamiento y de los rizos, dura entre tres y cinco meses y puede ser peligroso para la salud si no se realiza de forma apropiada?
    a. Alisador de hidróxido de calcio.
    b. Alisador de "thio".
    c. Tratamiento con queratina.
    d. Alisador sin base.   ____

66. Un servicio _____ alisa el cabello parcialmente con el fin de que se posicione para luego cortarlo.
    a. de reestructuración de rizos
    b. de retoque
    c. de alisadores a base de queratina
    d. de secado químico   ____

67. Los alisadores "thio" generalmente tienen un pH de _____ .
    a. entre 4,5 y 7
    b. entre 7,8 y 8,2
    c. entre 9 y 9,6
    d. superior a 10   ____

68. El objetivo de un secado químico es quitar parte _____ .
    a. del cuerpo   **c.** de la humedad
    b. de los rizos   **d.** de la elasticidad   ____

69. Los texturizadores y los secados químicos suelen realizarse con un alisador de _____ .
    a. hidróxido de potasio   **c.** hidróxido de litio
    b. hidróxido de guanidina   **d.** "Thio"   ____

70. Después de un secado químico, el corte final debe efectuarse con _____ para emparejar las puntas salidas o sueltas.
    a. cortadora   **c.** tijeras
    b. navaja   **d.** maquinillas   ____

CAPÍTULO *18* COLORACIÓN Y ACLARADO DEL CABELLO

PREGUNTAS DE OPCIÓN MÚLTIPLE

1. ¿Qué tipo de cabello tiene gránulos de melanina agrupados apretadamente?
   a. Fino.
   b. Grueso.
   c. Textura media.
   d. Rizado. ____

2. ¿Qué determina la capacidad del cabello para absorber los productos de coloración?
   a. Densidad.
   b. Textura.
   c. Porosidad.
   d. Elasticidad. ____

3. ¿Qué color de cabello es el resultado de la reducción en la producción de pigmentos de melanina?
   a. Rubio claro.
   b. Blanco.
   c. Rubio oscuro.
   d. Gris. ____

4. ¿Cuál de las siguientes opciones proporciona al cabello un pigmento (color) castaño y negro natural?
   a. Derivados.
   b. Eumelanina.
   c. Queratina.
   d. Feomelanina. ____

5. _____ es una indicación de la resistencia de la corteza del cabello.
   a. La porosidad
   b. La elasticidad
   c. La densidad
   d. La textura ____

6. Si la cutícula es apretada y hace que el cabello sea más resistente a la penetración de sustancias químicas, ¿qué tipo de porosidad indica?
   a. Alta.
   b. Media.
   c. Baja.
   d. Promedio. ____

7. El cabello blanco en realidad es el color de la queratina sin _____ .
   a. eumelanina
   b. color de base
   c. feomelanina
   d. melanina ____

8. ¿Qué indica el cabello húmedo que no retoma su longitud original cuando se estira?
   a. Elasticidad baja.
   b. Porosidad alta.
   c. Elasticidad normal.
   d. Porosidad baja. ____

9. En una prueba de porosidad, si se siente cierta aspereza en el cabello, se considera porosidad _____.
   a. baja
   b. densa
   c. promedio
   d. alta ____

10. ¿Qué tipo de pigmento yace debajo del color natural del cabello?
    a. Natural.
    b. Contribuyente.
    c. Base.
    d. Artificial. ____

11. Los tres colores primarios son el amarillo, el rojo y el _____.
    a. gris
    b. blanco
    c. azul
    d. negro ____

12. ¿Cuál de los siguientes es el color primario más claro que sirve para aclarar y dar luminosidad a otros colores?
    a. Rojo.
    b. Blanco.
    c. Azul.
    d. Amarillo. ____

13. ¿Qué tipo de colores se crean mediante una mezcla en igual proporción de dos colores primarios?
    a. Secundarios.
    b. Terciarios.
    c. Complementarios.
    d. Cuaternarios. ____

14. Un ejemplo de color terciario sería _____.
    a. violeta
    b. amarillo verdoso
    c. naranja
    d. amarillo y violeta ____

15. Cuando se mezclan, los colores complementarios _____ entre sí.
    a. se dan brillo
    b. se neutralizan
    c. se realzan
    d. se intensifican ____

16. El color _____ de un producto de coloración es el tono predominante de un color.
    a. complementario
    b. natural
    c. base
    d. primario ____

17. ¿Cuál de los siguientes términos se usa para describir si un color es cálido o frío?
    a. Nivel natural.
    b. Intensidad.
    c. Tonalidad.
    d. Tono. ____

18. Un color de base neutro tiende a _____.
    a. suavizar y equilibrar otros colores
    b. producir resultados fríos
    c. crear tonos cálidos y brillantes en el cabello
    d. minimizar los tonos amarillos ____

19. ¿Cuál de los siguientes se consideraría un color cálido?
    a. Violeta.
    b. Verde.
    c. Azul.
    d. Rojo. ____

20. ¿Qué tipo de coloración no oxidante se destiñe o decolora en pocas semanas?
   a. Semipermanente de larga duración.
   b. Permanente.
   c. Temporal.
   d. Semipermanente. ____

21. ¿Cual de las siguientes opciones sería el resultado de una coloración semipermanente de larga duración?
   a. Agregar resultados de color sutiles.
   b. Actuar como relleno en la corrección de color.
   c. Neutralizar el amarillo u otros tonos no deseados.
   d. Crear resultados divertidos y atrevidos que se eliminan fácilmente con champú. ____

22. Si deseara realizar a un cliente un servicio de coloración por primera vez, ¿qué tipo de coloración usaría?
   a. Semipermanente de larga duración.
   b. Temporal.
   c. Semipermanente.
   d. Permanente. ____

23. ¿Qué actúa como el agente oxidante más importante utilizado en la coloración del cabello?
   a. Peróxido de hidrógeno.   **c.** Lejía.
   b. Derivados de la anilina.   **d.** Sales metálicas. ____

24. Los tintes compuestos son tintes metálicos o minerales combinados con _____ .
   a. solvente   **c.** tintura vegetal
   b. cera sintética   **d.** melanina difusa ____

25. ¿Cuál de los siguientes no es un producto de coloración profesional?
   a. Amino tinte.   **c.** Tintura vegetal.
   b. Tintura metálica.   **d.** Tinte orgánico sintético. ____

26. Un ejemplo de tintura vegetal sería _____ .
   a. un restaurador del color   **c.** tintes derivados de la anilina
   b. una coloración continua   **d.** henna ____

27. ¿Cuál de las siguientes opciones sería otro término para un activador?
   a. Acelerador.   **c.** Oxidante de tinte.
   b. Aclarador.   **d.** Generador. ____

28. El peróxido de hidrógeno de 20 volúmenes debe usarse
_____ .
   a. con productos semipermanentes de larga duración para depositar el color
   b. cuando se desea menos aclarado
   c. con productos de coloración permanente para cubrir las canas
   d. con coloración permanente para lograr hasta tres niveles de elevación/aclarado en un paso _____

29. Los productos de coloración permanente son alcalinos y varían entre _____ en la escala de pH.
   a. 2 y 4,5   **c.** 7 y 9
   b. 3,5 y 4   **d.** 9 y 10,5 _____

30. Apenas el peróxido de hidrógeno se mezcla con la fórmula del aclarador, comienza a liberar _____ .
   a. un agente alcalino   **c.** oxígeno
   b. nitrógeno   **d.** hidrógeno _____

31. _____ aclaradores/as agregan color temporal a medida que lo aclaran.
   a. Los aceites neutros   **c.** Las cremas
   b. Los polvos   **d.** Los aceites colorados _____

32. El cabello _____ absorberá el color de base del tonificante.
   a. demasiado aclarado   **c.** gris
   b. pre-aclarado   **d.** poco aclarado _____

33. ¿Cuál de los siguientes productos está diseñado para corregir la porosidad excesiva?
   a. Solventes.   **c.** Eliminadores.
   b. Rellenos.   **d.** Tonificantes. _____

34. ¿A qué único tipo de cabello se aplican los tonificantes?
   a. Poco aclarado.   **c.** Pre-aclarado.
   b. Rubio.   **d.** Demasiado aclarado. _____

35. Los aclaradores en crema contienen agentes acondicionadores denominados agentes _____ .
   a. matizadores   **c.** oxidantes
   b. inflamatorios   **d.** alcalinos _____

36. Los rellenos de color usan colores certificados como
_____ .
   a. tratamientos   **c.** tonos
   b. pigmentos   **d.** activadores _____

37. ¿Cuál de los siguientes sería un ejemplo de coloración de proceso simple?
   a. El cabello está aclarado.
   b. Baño de luz con gorra.
   c. Se aplica una coloración.
   d. Aplicaciones de retoque de tinte. ____

38. _____ es el proceso mediante el cual se oscurecen mechones o secciones de cabello respecto de su color natural o artificial.
   a. La iluminación con mechas   c. El oscurecimiento
   b. El presuavizado   d. El retoque ____

39. ¿Qué tipo de iluminación no es adecuada para determinar los colores de cabello existentes?
   a. Incandescente.   c. Luz natural intensa.
   b. Habitación bien iluminada.   d. Fluorescente. ____

40. Una aplicación _____ es la aplicación de coloración a cabello que no se había coloreado previamente.
   a. tonificante   c. virgen
   b. simple   d. en el cuero cabelludo ____

41. ¿Qué tipo de prueba se realiza de 24 a 48 horas antes de cada aplicación de un tinte o tonificante con derivados de la anilina?
   a. Sal metálica.   c. Porosidad.
   b. Hebra.   d. Parche. ____

42. _____ es el proceso de aplicar coloración al cabello para devolverle su color natural.
   a. La coloración de   c. El retoque
      proceso simple
   b. La tintura para volver   d. El presuavizado ____
      al color original

43. ¿En cuál de las siguientes técnicas se aplica un aclarador o color directamente en el cabello limpio y peinado?
   a. De forma libre.   c. Baño de luz con gorra.
   b. Baño de luz con láminas.   d. Reflejos. ____

44. Los champús con color pueden usarse para _____.
   a. facilitar la mejor penetración del color
   b. volver el cabello a su color natural
   c. atenuar los tonos amarillos no deseados en el cabello canoso
   d. agregar la ilusión de brillo y profundidad al cabello ____

45. Los enjuagues de coloración temporal pueden utilizarse para _____ .
   a. eliminar tintes y reflejos no deseados
   b. oscurecer el cabello y cubrir las canas
   c. aplicar coloración, crear reflejos o baños de luz en determinadas secciones del cabello
   d. suavizar el tono de un cabello muy aclarado ____

46. ¿Con qué tipo de color el cabello suele recuperar su color natural después de seis u ocho lavados con champú?
   a. Semipermanente.
   b. Temporal.
   c. Semipermanente de larga duración.
   d. Permanente. ____

47. ¿Cuál es una de las características más importantes que se debe tener en cuenta al seleccionar el tono del tinte de coloración?
   a. Textura.
   b. Porosidad.
   c. Densidad.
   d. Elasticidad. ____

48. La coloración de proceso doble comienza con _____ del cabello.
   a. la tintura
   b. el tonificante
   c. el aclarado
   d. el lavado con champú ____

49. Los aclaradores de cabello se pueden utilizar para _____ .
   a. devolver temporalmente la tonalidad natural al cabello desteñido
   b. neutralizar los tonos amarillos en el cabello canoso o blanco
   c. suavizar el tono de un cabello muy aclarado
   d. eliminar tintes y reflejos no deseados ____

50. ¿Cuál de las siguientes opciones se formula específicamente para la coloración de bigotes y barbas?
   a. Pomadas.
   b. Tintes derivados de la anilina.
   c. Tinturas metálicas.
   d. Tinturas progresivas. ____

51. ¿Qué no debe usarse nunca para colorear bigotes?
   a. Tintes líquidos.
   b. Crayones de coloración del cabello.
   c. Tintes derivados de la anilina.
   d. Pomadas. ____

52. Para restaurar el cabello dañado a una condición más saludable, se deben utilizar acondicionadores de cabello que contengan _____ .
   a. eumelanina
   b. lanolina
   c. feomelanina
   d. un derivado de la anilina ____

53. Los tonos de cabello gris, blanco y entrecano con un tinte amarillento pueden tratarse con colores _____.

   a. con base azul   **c.** con base roja

   b. con base verde   **d.** con base violeta   ____

54. ¿Cuál de las siguientes opciones se sabe que causa reacciones alérgicas severas cuando se aplica al vello facial o en el contorno del cuero cabelludo después del corte?

   a. Crayones de coloración del cabello.

   b. Tintes líquidos para pestañas y cejas.

   c. Pomadas.

   d. Tinturas metálicas o progresivas.   ____

55. Como no hay _____ en el cabello, las canas pueden aparecer más claras después de aplicar coloración.

   a. proteína   **c.** queratina

   b. melanina   **d.** lanolina   ____

56. Algunos cabellos grises tienden a ser resistentes a los procesos químicos y pueden requerir _____ antes del servicio.

   a. preaclarado   **c.** presuavizado

   b. lavado con champú   **d.** una prueba de predisposición   ____

57. ¿Qué tipo de tonos indica aclarado en exceso?

   a. Ceniza.   **c.** Rojo.

   b. Dorado.   **d.** Violeta.   ____

58. El cabello canoso y los cambios en el tono de la piel que se presentan con el paso de los años se pueden beneficiar con los tonos _____.

   a. dorados   **c.** plateados

   b. rojos   **d.** beige   ____

59. ¿Cuáles son las formas más suaves de los aclaradores?

   a. Polvo.   **c.** Virgen.

   b. Crema.   **d.** Aceite.   ____

60. Cuando se trabaja con un aclarador en crema o pasta, este debe ser espeso como _____.

   a. la cera sólida   **c.** el champú

   b. la crema batida   **d.** el gel   ____

61. Tape todas las botellas de oxidantes de tinte y de aclaradores para evitar _____.

   a. la pérdida de potencia   **c.** el goteo

   b. la inhalación de los vapores   **d.** la irritación de la piel   ____

62. No aplique el tinte si la prueba de parche resulta
_____.

   a. negativa   c. positiva
   b. completa   d. neutra   _____

63. Seleccione un tono de tinte que armonice con _____
del cliente.

   a. el color favorito   c. los ojos
   b. la personalidad   d. el cutis   _____

64. ¿A qué temperatura debe estar el agua para eliminar
el tinte?

   a. Tibia.   c. Fría.
   b. Muy caliente.   d. Helada.   _____

65. ¿Qué no se debe hacer antes de un tinte?

   a. Examinar el cuero   c. Realizar la prueba
      cabelludo.   de la hebra.
   b. Realizar la prueba   d. Cepillar el cabello.
      del parche.   _____

CAPÍTULO *19* PREPARACIÓN PARA LA LICENCIA Y EL OFICIO

PREGUNTAS DE OPCIÓN MÚLTIPLE

1. _____ significa comprender las estrategias para realizar exámenes con éxito.
   - **a.** Estar capacitado
   - **b.** Estar orientado a los exámenes
   - **c.** Tener habilidades
   - **d.** Poder memorizar ____

2. El factor más importante que afectará su rendimiento en el examen es su _____.
   - **a.** estado físico
   - **b.** habilidad de gestión del tiempo
   - **c.** dominio del contenido del curso
   - **d.** estado psicológico ____

3. ¿Qué debe evitar la noche anterior a un examen?
   - **a.** Elaborar estrategias para dar exámenes.
   - **b.** Repasar los materiales de la clase.
   - **c.** Descansar.
   - **d.** Estudiar de manera intensiva toda la noche. ____

4. En el examen, ¿qué preguntas debe contestar primero?
   - **a.** Las más fáciles.
   - **b.** Las más difíciles.
   - **c.** Las más cortas.
   - **d.** Las más largas. ____

5. ¿Cuál de las siguientes opciones es la causa o el problema básico?
   - **a.** Palabra clave.
   - **b.** Opción.
   - **c.** Raíz.
   - **d.** Enunciado. ____

6. En una pregunta de opción múltiple, cuando dos opciones son similares, _____.
   - **a.** ambas pueden ser correctas
   - **b.** ambas deben eliminarse
   - **c.** es probable que una sea incorrecta
   - **d.** es probable que una sea la correcta ____

7. En preguntas de opción múltiple, ¿qué debe hacer si no sabe la respuesta, suponiendo que no exista sanción?
   - **a.** Adivinar.
   - **b.** No responder la pregunta.
   - **c.** Responder todas como correctas.
   - **d.** Marcar las dos opciones que posiblemente sean correctas. ____

8. Al responder preguntas de verdadero o falso, ¿qué debe buscar?
   a. Palabras absolutas.
   b. Palabras calificativas.
   c. Palabras relacionadas.
   d. Palabras similares. ____

9. ¿Qué tipo de razonamiento es el proceso a través del cual se llega a conclusiones lógicas mediante el razonamiento lógico?
   a. Relativo.
   b. Efectivo.
   c. Deductivo.
   d. Objetivo. ____

10. La preparación básica para los exámenes prácticos siempre debe incluir _____.
    a. notas bien organizadas
    b. nuevas tecnologías
    c. referencias profesionales
    d. práctica sobre el modelo que va a utilizar ____

11. ¿En qué tipo de pregunta debe inferir su respuesta de acuerdo con las palabras clave de la pregunta?
    a. Preguntas de opción múltiple.
    b. Verdadero/Falso.
    c. Ensayo.
    d. Correspondencia. ____

12. Además de evaluar los conceptos básicos de teoría, el examen escrito contiene preguntas acerca de _____.
    a. su desempeño
    b. sus metas primarias
    c. sus habilidades prácticas más fuertes
    d. las leyes y reglas del barbero del estado donde usted reside ____

13. Cuando tiene _____, está comprometido con un sólido código de valores morales y estéticos.
    a. buenas habilidades técnicas
    b. integridad
    c. una sólida ética profesional
    d. motivación ____

14. El mejor tipo de motivación _____.
    a. es interna
    b. es la presión de los pares
    c. está relacionada con el equipo
    d. es la presión de los padres ____

15. El tiempo promedio que un potencial empleador dedica a revisar un currículum vitae para decidir si concede una entrevista es de aproximadamente _____.
a. 20 segundos   c. 1 minuto
b. 45 segundos   d. 5 minutos   ____

16. ¿Qué debe enfatizar en su currículum vitae?
a. La información acerca de por qué se alejó de su empleador anterior.
b. La información personal.
c. Sus expectativas salariales.
d. Sus logros.   ____

17. ¿Qué tipo de habilidad se domina en otros trabajos y se puede utilizar en un nuevo cargo?
a. Transferible.   c. Realización de exámenes.
b. Carrera profesional.   d. Académica.   ____

18. Una excelente forma de encontrar empleos potenciales es _____.
a. esperar hasta graduarse
b. usar las redes
c. completar un inventario de características personales
d. contratar a alguien para que lo ayude   ____

19. En su currículum vitae, ¿qué tipo de enunciado aumenta sus responsabilidades y obligaciones básicas?
a. Relevante.   c. Calificativo.
b. Positivo.   d. Logros.   ____

20. En el negocio de la barbería, tener _____ significa enorgullecerse de su trabajo y comprometerse con uno mismo a realizar constantemente un buen trabajo.
a. un código sólido de valores morales
b. una naturaleza entusiasta
c. una sólida ética profesional
d. una apariencia atractiva   ____

21. ¿Cuál de las siguientes posiblemente sea la forma menos costosa de ser propietario de su propio negocio?
a. Franquicia regional.
b. Spa.
c. Cadena local independiente.
d. Alquiler de estación.   ____

22. _____ es un resumen por escrito de la educación y la experiencia laboral de una persona.
    a. Una carta de presentación
    b. Un currículum vitae
    c. Una carpeta de antecedentes laborales
    d. Una plantilla ____

23. No mencione _____ en su currículum vitae.
    a. sus antecedentes salariales
    b. sus referencias profesionales
    c. sus logros pasados
    d. las habilidades que dominó en otros trabajos ____

24. En su currículum vitae, debe comenzar las afirmaciones sobre sus logros con _____.
    a. palabras clave
    b. frases categóricas
    c. verbos de acción
    d. palabras calificativas ____

25. ¿Cuál de las siguientes opciones es la brújula que lo ayudará a mantener el rumbo durante el largo trayecto de su carrera profesional?
    a. La habilitad.
    b. La integridad.
    c. La oportunidad.
    d. La versatilidad. ____

26. ¿Qué debe incluir siempre en su currículum vitae?
    a. Una carta de presentación.
    b. Referencias salariales.
    c. Información acerca de por qué dejó sus empleos anteriores.
    d. Lenguaje rebuscado. ____

27. Recuerde continuar la entrevista con _____.
    a. una solicitud de una segunda entrevista
    b. una solicitud para una oferta de trabajo
    c. una nota de agradecimiento
    d. un obsequio de agradecimiento ____

28. Durante la entrevista, están permitidas las preguntas sobre _____.
    a. la fecha de nacimiento
    b. discapacidades
    c. enfermedades
    d. el consumo de drogas o tabaco ____

29. Durante la entrevista, es legal preguntar si el postulante es _____.

    a. menor de 18 años
    b. discapacitado
    c. un hispanoparlante nativo
    d. un ciudadano estadounidense   ____

30. Cada vez que se postule para un cargo, se le exigirá completar _____.

    a. un currículum vitae
    b. una solicitud
    c. una carpeta de antecedentes laborales
    d. una carta de presentación   ____

31. ¿Qué tipo de acuerdo le prohíbe buscar empleo por un período determinado y en un área geográfica definida después de dejar un empleo con su empleador actual?

    a. De aprendizaje.
    b. De no competencia.
    c. De confidencialidad.
    d. De entrenamiento.   ____

32. ¿Cuál de las siguientes sería una pregunta característica que se formula durante una entrevista apropiada?

    a. ¿Es usted un ciudadano estadounidense?
    b. ¿Cuántos años tiene?
    c. ¿Cuáles cree usted que son sus mejores habilidades?
    d. ¿Cuál es su idioma materno?   ____

33. ¿Cuál de estas preguntas está legalmente permitido formular en una entrevista?

    a. ¿Cuál es su estado civil?
    b. ¿Tiene hijos?
    c. ¿Es usted un ciudadano estadounidense?
    d. ¿Está en condiciones físicas de realizar este trabajo?   ____

34. Es posible que un empleador obtenga el consentimiento de un postulante para _____.

    a. someterse a un examen de detección de drogas
    b. ser ciudadano estadounidense
    c. divulgar su orientación sexual
    d. solicitar sus registros médicos   ____

35. Durante una entrevista, responda las preguntas con honestidad y no hable durante más de _____ seguidos.
    a. 30 segundos   c. 2 minutos
    b. 1 minuto   d. 5 minutos   ___

36. _____ es el idioma universal.
    a. Una primera buena   c. Un apretón de
       impresión   manos
    b. El inglés   d. Sonreír   ___

37. Algunas barberías requieren que los postulantes _____ como parte de la entrevista.
    a. realicen una dramatización
    b. realicen un servicio en la disciplina elegida
    c. completen formularios con su historia clínica
    d. respondan preguntas ilegales   ___

38. _____ prohíbe las preguntas generales sobre problemas de salud, discapacidades y enfermedades.
    a. La Ley para Estadounidenses con Discapacidades
    b. El Examen del Consejo Estatal
    c. La Ley de Trabajo
    d. La Administración de Seguro Social   ___

39. Durante una entrevista, debe terminar con una declaración _____ de que desea el trabajo (en caso de que así sea).
    a. positiva
    b. de cumplimiento
    c. calificativa
    d. relevante   ___

40. ¿Quién se beneficia con un contrato de no competencia?
    a. El estudiante.
    b. El cliente.
    c. El propietario del negocio.
    d. El empleado.   ___

CAPÍTULO 20 EL TRABAJO DETRÁS DEL SILLÓN

PREGUNTAS DE OPCIÓN MÚLTIPLE

1. La escuela de barbería es un ambiente _____.
   - **a.** a base de comisiones
   - **b.** de trabajo en equipo
   - **c.** tolerante
   - **d.** de comercialización ____

2. Trabajar en una barbería exige que cada miembro del personal trabaje como _____.
   - **a.** arrendatario de estación
   - **b.** un miembro del equipo
   - **c.** mentora
   - **d.** instructor ____

3. ¿Cuál de las siguientes opciones es primordial en el negocio de la barbería?
   - **a.** La programación.
   - **b.** Las comisiones altas.
   - **c.** La superación.
   - **d.** Los recursos en Internet. ____

4. Usted debe ser fiel a lo que dice, lo que significa escoger sus palabras con cuidado y _____.
   - **a.** de manera automática
   - **b.** con precisión
   - **c.** de forma eficiente
   - **d.** con honestidad ____

5. ¿Cuál de las siguientes opciones es la clave del trabajo en equipo?
   - **a.** La comunicación.
   - **b.** La competencia.
   - **c.** La ambición.
   - **d.** La determinación. ____

6. Trabajar como un contratista independiente y trabajar como arrendatario de estación son formas de _____.
   - **a.** ser un modelo a seguir
   - **b.** ser un empleado
   - **c.** trabajar por cuenta propia
   - **d.** tener confianza en uno mismo ____

7. En una estructura de compensación de _____, el empleador le paga un porcentaje de las ventas brutas de servicios que usted genere.
   - **a.** salario fijo
   - **b.** salario por hora
   - **c.** salario más comisión
   - **d.** comisión ____

8. El sistema de compensación de salario más comisión suele llamarse _____.
a. venta de servicios adicionales   c. mora
b. garantía   d. porcentaje   ____

9. En un arreglo de _____, se establece una pequeña empresa.
a. salario fijo   c. alquiler de estación
b. garantía   d. solo comisión   ____

10. Por lo general, una comisión se otorga una vez que el empleado tiene _____.
a. compañeros de trabajo de confianza
b. un presupuesto personal
c. la escuela de barbería finalizada
d. una clientela leal   ____

11. Las propinas se consideran y se deben declarar como ingreso en _____.
a. la planilla de presupuesto mensual
b. una declaración de impuestos
c. la cuenta de retiro individual
d. el registro diario   ____

12. No pagar los préstamos recibe el nombre de _____.
a. incumplimiento   c. préstamo
b. cobro   d. tolerancia   ____

13. La mejor forma de registrar las propinas y tener ingresos adicionales es _____.
a. tener un contador
b. tener un planificador financiero
c. tener un registro diario
d. tener una planilla de presupuesto   ____

14. ¿Cuál de las siguientes opciones es el acto de recomendar y vender productos a los clientes para que los usen en el hogar?
a. Servicio.   c. Venta de servicios adicionales.
b. Mejoramiento de la factura.   d. Venta al por menor.   ____

15. Cuando recomienda productos para la venta, debe mostrarse _____.

   a. seguro de usted mismo   **c.** enfático

   b. como un profesional independiente   **d.** con un enfoque de ventas agresivo   ____

16. Tenga siempre presente y preste atención prioritaria a qué es lo mejor para _____.

   a. la barbería   **c.** usted mismo

   b. el cliente   **d.** los proveedores   ____

17. ¿Cuál de las siguientes opciones es la forma preferida de comunicación para muchas personas?

   a. Redes sociales.   **c.** Teléfono.

   b. Correo.   **d.** Correo electrónico.   ____

18. Ser _____ significa que no realizará comentarios maliciosos o bromas acerca de nadie ni de nada relacionado con la barbería.

   a. exitoso   **c.** respetuoso

   b. resentido   **d.** honesto   ____

19. Brindar _____ debe ser siempre su principal preocupación.

   a. una buena compensación

   b. productos adicionales

   c. un servicio de buena calidad

   d. una comprensión clara de lo que se espera de usted   ____

20. ¿Qué tipo de publicidad no es costosa y es siempre muy bien recibida?

   a. Hablar en público.

   b. Referencias a través de otros comercios locales.

   c. Tarjetas de presentación.

   d. Tarjetas de cumpleaños.   ____

21 LA BARBERÍA COMO NEGOCIO

PREGUNTAS DE OPCIÓN MÚLTIPLE

1. Los dueños de las barberías no tienen una garantía de
   _____.
   a. crédito   c. servicios
   b. ganancias   d. apoyo   ____

2. Tener su propia barbería o alquilar una estación en un salón
   existente requiere _____.
   a. familiaridad con los códigos de edificación
   b. una sociedad de personas
   c. una línea de crédito sólida
   d. eventos comunitarios   ____

3. ¿Cuál de las siguientes opciones es una guía para las
   acciones de la organización?
   a. Declaración de objetivos.
   b. Metas.
   c. Declaración de la misión y la visión.
   d. Plan de negocios.   ____

4. En el negocio, ¿cuánto tiempo debería pasar para añadir
   más ubicaciones o expandir el alcance de la empresa?
   a. De 1 a 3 años.   c. De 5 a 10 años.
   b. De 2 a 5 años.   d. De 11 a 20 años.   ____

5. _____ es una descripción por escrito de su negocio
   como lo ve en la actualidad y como prevé que será en los
   próximos 5 años.
   a. El punto de referencia
   b. El acuerdo por escrito
   c. El plan de negocios
   d. La identidad de la marca   ____

6. ¿Cuál de las siguientes opciones es una estructura de
   titularidad controlada por uno o más accionistas?
   a. Franquicia.   c. Sociedad de personas.
   b. Corporación.   d. Único propietario.   ____

7. Una de las razones para participar en una sociedad de personas es _____ .
   a. tener la última palabra en la toma de decisiones
   b. tener un nombre conocido y reconocimiento de marca
   c. obtener ayuda para operar el negocio
   d. mantener un estado de empresa   ____

8. Uno de los requisitos para un acuerdo de sociedad de personas es _____ .
   a. tener accionistas
   b. pagar impuestos de seguro de desempleo
   c. promover, proteger y fomentar los intereses de las empresas en la comunidad
   d. la confianza   ____

9. En un plan de negocios, el currículum vitae y la información financiera del propietario se encuentran en _____ .
   a. los documentos de respaldo
   b. los documentos financieros
   c. la declaración de la misión y la visión
   d. el resumen ejecutivo   ____

10. ¿En qué parte del plan de negocios se encuentran los tipos de servicios que ofrecerá su empresa y la calidad de estos servicios?
    a. Plan de marketing.
    b. Declaración de la misión y la visión.
    c. Declaración de objetivos.
    d. Plan organizacional.   ____

11. Los insumos que se utilizan en el funcionamiento diario del negocio son insumos de _____ .
    a. servicio
    b. consumo
    c. mercadería
    d. minorista   ____

12. Una persona capacitada para realizar tareas que van desde registrar las ventas y desarrollar las nóminas, hasta generar informes de pérdidas y ganancias se llama _____ .
    a. accionista
    b. administrador de negocio
    c. recepcionista
    d. contador con plena responsabilidad   ____

13. Si no tiene reservas que le ocupen como mínimo el
    _____ del tiempo, el alquiler de una estación podría
    no resultar ventajoso.
    a. 50 %   **c.** 70 %
    b. 60 %   **d.** 95 %   ____

14. ¿En cuántos estados no está permitido el alquiler de
    estación?
    a. 0.   **c.** 20.
    b. 2.   **d.** 50.   ____

15. ¿Cuál debe ser la prioridad a la hora de determinar la mejor
    distribución física de la barbería?
    a. El costo.   **c.** La venta de productos
                           al por menor.
    b. El personal.   **d.** La máxima eficiencia.   ____

16. ¿Cuánto tiempo tardan las barberías nuevas en comenzar
    a operar con toda su capacidad?
    a. 3 meses.   **c.** 1 año.
    b. 6 meses.   **d.** 2 años.   ____

17. ¿Cuál de las siguientes opciones se considera el centro
    nervioso de la barbería?
    a. El área de recepción.   **c.** La sala de descanso.
    b. Las estaciones.   **d.** El área de lavado
                           con champú.   ____

18. El presupuesto de publicidad no debe exceder el
    _____ de su ingreso bruto.
    a. 3 %   **c.** 10 %
    b. 5 %   **d.** 12 %   ____

19. La primera meta de todas las empresas debe ser
    _____ .
    a. agregar más servicios
    b. vender productos de venta minorista
    c. vender servicios adicionales a los clientes
    d. mantener los clientes actuales   ____

20. ¿Cuál de las siguientes opciones es la mejor forma de hacer
    publicidad?
    a. Redes sociales.
    b. Clientes satisfechos.
    c. Publicidad en la televisión.
    d. Artículos promocionales como obsequio.   ____

EXAMEN DE MUESTRA DEL CONSEJO ESTATAL 1

1. Abordar el trabajo con un fuerte sentido de la responsabilidad es un(a) importante:
   a. habilidad vital.
   b. realización personal.
   c. motivación.
   d. reflejo de la personalidad. ____

2. Muchas culturas primitivas tenían sistemas de creencias que elevaban a los barberos de las tribus a puestos de importancia, como:
   a. artistas de la tonsura.
   b. chamanes.
   c. guerreros.
   d. gobernantes. ____

3. Una dieta equilibrada incluye ingerir gran cantidad de:
   a. sal.
   b. agua.
   c. grasas.
   d. azúcar. ____

4. La mejor manera de manejar disputas o diferencias dentro de la barbería es:
   a. evitar el tema.
   b. compartir información con los demás.
   c. hacer preguntas.
   d. en privado. ____

5. La bacteria estafilococo causa:
   a. varicela.
   b. gripe.
   c. resfriados comunes.
   d. intoxicación alimenticia. ____

6. Una habilidad vital de máxima importancia que se debe recordar y poner en práctica es:
   a. preocuparse y ser diligente con los demás.
   b. dominar técnicas que lo ayudarán a ser más serio.
   c. atenerse a sus metas solo si es necesario.
   d. mantener una actitud protectora. ____

7. La palabra del latín _____ da origen a la palabra barbero.
   a. *tondere*
   b. *tonsors*
   c. *queue*
   d. *barba* ____

8. Los diplococos son bacterias esféricas que provocan enfermedades como:
   a. faringitis.
   b. neumonía.
   c. sífilis.
   d. fiebre tifoidea. ____

9. Los desinfectantes son:
   a. pesticidas.
   c. germicidas.
   b. patógenos.
   d. antisépticos   ____

10. La hepatitis es un virus de transmisión sanguínea que puede dañar:
    a. el corazón.
    c. los pulmones.
    b. los riñones.
    d. el hígado.   ____

11. Para crear una declaración de objetivos, debe comenzar con:
    a. sus mejores amigos.
    b. sus intereses.
    c. su formación académica.
    d. su confianza.   ____

12. Los Barberos y Esteticistas Superiores Asociados de los Estados Unidos (AMBBA) adoptaron el *código de ética del babero* con el fin de promover:
    a. la responsabilidad profesional.
    b. la educación profesional.
    c. las licencias profesionales.
    d. la profesión de esteticistas.   ____

13. No debe mezclar nunca lejía con:
    a. detergentes.
    c. pesticidas.
    b. desinfectantes.
    d. agua.   ____

14. Las bacterias, los virus o los hongos patógenos no pueden ingresar al cuerpo a través de:
    a. la boca.
    c. la nariz.
    b. la piel intacta.
    d. la piel inflamada.   ____

15. El acrónimo NABBA (en inglés) significa:
    a. National Association of State Board
       (Asociación Nacional de Consejo del Estado).
    b. National Association of Barber Code
       (Asociación Nacional de Códigos de Barberos).
    c. National Association of Barber Boards of America
       (Asociación Nacional de Consejos de Barberos de EE. UU.).
    d. National Association of Barbering Bloodletting of America
       (Asociación Nacional de Barbería y Sangría de EE.UU.).   ____

16. El proceso utilizado para identificar metas a corto y largo plazo es:
    a. la fijación de metas.
    c. la realización personal.
    b. los mapas mentales.
    d. la gestión del tiempo.   ____

17. En 2010, la tendencia de moda en barbería que volvió para los hombres jóvenes fue:
    a. los rostros bien afeitados.
    b. las patillas.
    c. el cabello largo.
    d. las barbas y los diseños de barbas.   ____

18. Todos los empleados deben recibir capacitación sobre el uso de:
    a. sillas hidráulicas.
    b. extinguidores.
    c. implementos.
    d. desinfectantes.
    ____

19. Las tijeras que crean patrones y textura en el cabello son:
    a. para armonizar.
    b. para dar volumen.
    c. para reducir el volumen.
    d. para texturizar.
    ____

20. El jabón utilizado en los espumadores eléctricos es:
    a. en crema líquido.
    b. duro.
    c. vegetal.
    d. suave.
    ____

21 La claridad mental se estimula con:
    a. la toma de notas.
    b. el ejercicio y las actividades recreativas.
    c. las palabras y frases clave.
    d. la repetición.
    ____

22. Cuando está de pie para realizar un corte de cabello, debe tener las piernas:
    a. a un ángulo de 30 grados.
    b. en posición neutra.
    c. separadas al ancho de la cadera.
    d. inclinadas hacia adelante.
    ____

23. La invasión de patógenos que causan enfermedades en los tejidos corporales es una:
    a. infección.
    b. desinfección.
    c. contaminación.
    d. fisión.
    ____

24. El peso y la longitud de la hoja en relación con el peso y la longitud del mango es:
    a. el templado de la navaja.
    b. el filo de la navaja.
    c. el tamaño de la navaja.
    d. el equilibrio de la navaja.
    ____

25. El estudio de las estructuras diminutas que se encuentran en los tejidos vivos se llama:
    a. miología.
    b. fisiología.
    c. anatomía microscópica.
    d. patología.
    ____

26. Al tomar notas, el uso de palabras o frases clave ayuda a identificar:
    a. las actividades de solución de problemas.
    b. los puntos principales.
    c. las tareas y técnicas.
    d. las pautas.
    ____

27. Como profesional, debe aprender a controlar sus emociones y responder, en lugar de:
    a. entender.
    b. reaccionar.
    c. desaprobar.
    d. escuchar.
    ____

28. Las herramientas utilizadas para el trabajo de acabado
   y detalle son:
   a. maquinillas con cuchillas desmontables.
   b. maquinillas con cuchillas ajustables.
   c. peines de metal.
   d. contorneadoras. ____

29. El tejido nervioso está compuesto por:
   a. células intersticiales.   c. células hijas.
   b. neuronas.   d. células microscópicas. ____

30. El ritmo que se prefiere para suavizar es:
   a. rápido.   c. desigual.
   b. lento.   d. moderado. ____

31. Cuando alinea su comportamiento y sus acciones con sus
   valores, demuestra:
   a. estabilidad emocional.   c. discreción.
   b. integridad.   d. diplomacia. ____

32. Se suele hacer referencia a los desinfectantes
   tuberculicidas como:
   a. quats (compuestos   c. infecciosos.
      cuaternarios).
   b. no patógenos.   d. fenólicos. ____

33. Para realizar una envoltura de toalla, debe tomar la toalla:
   a. de manera tirante.   c. a lo largo.
   b. en forma vertical.   d. sin apretar. ____

34. El estafilococo crece en:
   a. cadenas de cuentas.
   b. masas irregulares.
   c. grupos como racimos de uvas.
   d. pares. ____

35. El estudio de la anatomía, la estructura y la función de los
   huesos es la:
   a. osteología.   c. miología.
   b. histología.   d. patología. ____

36. Un beneficio de las habilidades de comunicación eficaz es:
   a. la autopromoción.   c. el autoexamen.
   b. la confianza en uno mismo.   d. la autoestima. ____

37. El pus es un signo de:
   a. una infección bacteriana.
   b. una infección viral.
   c. una biopelícula.
   d. una infestación parasitaria. ____

38. La parte de la célula necesaria para el crecimiento, la reproducción y la autorreparación es:
    a. la membrana celular.
    b. el citoplasma.
    c. el protoplasma.
    d. el núcleo. ____

39. Los nervios sensoriales se conocen como:
    a. nervios aferentes.
    b. nervios del axón.
    c. nervios eferentes.
    d. nervios reflejos. ____

40. El cerebro está alojado en:
    a. el terminal del axón.
    b. el cráneo.
    c. la columna vertebral.
    d. el tórax. ____

41. Las leyes son dictadas por:
    a. los departamentos reguladores.
    b. las legislaturas federales y estatales.
    c. las agencias de salud.
    d. los consejos estatales. ____

42. El proceso que destruye completamente toda la vida microbiana, incluidas las esporas, es:
    a. la limpieza.
    b. la esterilización.
    c. la higienización.
    d. la desinfección. ____

43. El hueso más largo del brazo que se extiende desde el hombro hasta el codo es el:
    a. húmero.
    b. carpo.
    c. radio.
    d. cúbito. ____

44. La palabra integumento significa:
    a. hueso.
    b. mapa.
    c. estudio de.
    d. cobertura natural. ____

45. Las glándulas que liberan secreciones hormonales directamente en el torrente sanguíneo son:
    a. de conducto.
    b. exocrinas.
    c. endocrinas.
    d. hormonales. ____

46. Los productos químicos que destruyen la mayoría de las bacterias, hongos y virus de las superficies son:
    a. desinfectantes.
    b. limpiadores.
    c. esterilizadores.
    d. higienizantes. ____

47. Los antisépticos contienen un alto volumen de:
    a. alcohol.
    b. amonio.
    c. formaldehído.
    d. hipoclorito de sodio. ____

48. El jabón hace que la mayoría de los desinfectantes se vuelvan:
    a. tóxicos.
    b. nocivos.
    c. inactivos.
    d. explosivos. ____

49. Las guardas de las maquinillas se conocen como:
    a. peines accesorios.
    b. modeladoras de cabello.
    c. maquinillas contorneadoras.
    d. tijeras para armonizar. ____

50. La máquina que aplica productos solubles en agua en la piel durante un tratamiento facial es:
    a. de alta frecuencia.
    b. tesla.
    c. galvánica.
    d. de electroterapia. ____

51. Las unidades básicas de toda materia son:
    a. protones.
    b. moléculas.
    c. electrones.
    d. átomos. ____

52. La suspensión de un líquido disperso en otro es:
    a. una emulsión.
    b. un solvente.
    c. un surfactante.
    d. una solución. ____

53. El ingrediente catiónico que se usa en champús para la caspa es:
    a. lauril sulfato de sodio.
    b. anfotérico I-20.
    c. compuestos de amonio cuaternario.
    d. cocamida. ____

54. Las letras pH significan:
    a. potencial de hidrógeno.
    b. hidrógeno parcial.
    c. parcialmente hidrófilo.
    d. potencial de hidróxido. ____

55. La unión entre dos o más huesos del esqueleto es:
    a. un tendón.
    b. un ligamento.
    c. una articulación.
    d. un nervio. ____

56. El elemento más común que se halla en el universo conocido es:
    a. hidrógeno.
    b. dióxido de carbono.
    c. sodio.
    d. oxígeno. ____

57. El pH promedio del cabello y la piel es:
    a. 7,5.
    b. 3,5.
    c. 9.
    d. 5. ____

58. Los astringentes pueden tener un contenido de alcohol de hasta:
    a. 4 y 15 por ciento.
    b. 20 por ciento.
    c. 35 por ciento.
    d. 50 por ciento. ____

59. Un ejemplo de un buen conductor es:
 a. la seda.
 b. el caucho.
 c. el cemento.
 d. una solución acuosa de ácidos y sales. ____

60. El color de la sangre cuando está en las venas es:
 a. rojo brillante.   **c.** rojo claro.
 b. rojo oscuro.   **d.** azul. ____

61. La pérdida de oxígeno o a la incorporación de hidrógeno se denomina:
 a. oxidación.   **c.** reacción.
 b. reducción.   **d.** aplicación. ____

62. Debe desconectar un artefacto:
 a. girando el enchufe.   **c.** tirando del enchufe.
 b. tirando del cable.   **d.** pisando el cable. ____

63. El proceso que introduce productos solubles en agua en la piel es:
 a. iontoforesis.   **c.** desincrustación.
 b. anaforesis.   **d.** cataforesis. ____

64. La luz que se conoce como luz fría o luz actínica es:
 a. visible.   **c.** electromagnética.
 b. infrarroja.   **d.** ultravioleta. ____

65. Los nervios que transmiten impulsos desde el cerebro hacia los músculos o glándulas son:
 a. receptores.   **c.** motores.
 b. aferentes.   **d.** sensoriales. ____

66. Los compuestos de hidrógeno, un metal y oxígeno son:
 a. ácidos.   **c.** sales.
 b. óxidos.   **d.** bases. ____

67. La parte del cuerpo en que la piel es más delgada es:
 a. el cuero cabelludo.   **c.** las manos.
 b. los párpados.   **d.** los hombros. ____

68. La secreción de sebo está afectada por:
 a. el calor.   **c.** los patógenos.
 b. una lesión.   **d.** las hormonas. ____

69. La epidermis no contiene:
 a. queratina.   **c.** melanina.
 b. proteína fibrosa.   **d.** vasos sanguíneos. ____

70. El hueso en forma de U que se ubica en la base de
la lengua es:
   a. la vértebra cervical.   c. el malar.
   b. la mandíbula.   d. el hioide.   ____

71. Las soluciones no acuosas no tienen:
   a. volumen.   c. forma.
   b. pH.   d. masa.   ____

72. La secreción grasosa que lubrica la piel y mantiene la
suavidad del cabello es:
   a. la elastina.   c. la melanina.
   b. el colágeno.   d. el sebo.   ____

73. Una cicatriz gruesa que se forma como resultado del
crecimiento excesivo del tejido fibroso es:
   a. una costra.   c. una excoriación.
   b. un queloide.   d. una cicatriz.   ____

74. El término técnico para las pecas es:
   a. hipopigmentación.   c. leucodermia.
   b. lentigos.   d. vitíligo.   ____

75. Los compuestos químicos que atraen y retienen la humedad
de la atmósfera son:
   a. los alcoholes grasos.   c. las siliconas.
   b. los aceites minerales.   d. los hidratantes.   ____

76. Las cremas hidratantes tratan:
   a. las arrugas.   c. la acumulación de aceite.
   b. la sequedad.   d. la caspa.   ____

77. La capa de la dermis que contiene las glándulas linfáticas es:
   a. reticular.   c. papilar.
   b. célula basal.   d. granular.   ____

78. La vitamina importante para la reparación de la piel y los
tejidos es:
   a. la vitamina A.   c. la vitamina C.
   b. la vitamina E.   d. la vitamina K.   ____

79. Un efecto secundario de la finasterida es:
   a. el sarpullido.   c. la disfunción sexual.
   b. una mayor pérdida   d. la pérdida de peso.
      del cabello.   ____

80. La capa externa de la epidermis es:
   a. el estrato lúcido.   c. el estrato córneo.
   b. el estrato granuloso.   d. el estrato espinoso. ____

81. El cáncer de piel menos grave es:
    a. el carcinoma basocelular.
    b. el melanoma maligno.
    c. el melanoma de células basales.
    d. el carcinoma espinocelular.
    ____

82. Las canas adquiridas son el resultado de:
    a. un procesamiento previo excesivo.
    b. un hongo.
    c. una mala nutrición.
    d. la genética.
    ____

83. El cabello que tiene un acabado duro y vidrioso es:
    a. áspero.   c. grueso.
    b. fino.   d. medio.
    ____

84. El nivel de pH de los acondicionadores para el cabello es de:
    a. 4,5 a 7,5.   c. 3 a 5,5.
    b. 2 a 4,5.   d. 6 a 8,5.
    ____

85. El color de la piel depende de la genética y:
    a. de la queratina.   c. de la melanina.
    b. del colágeno.   d. del sebo.
    ____

86. Un trastorno del crecimiento anormal del cabello es:
    a. la tricoptilosis.   c. la tricorrexia nudosa.
    b. la hipertricosis.   d. las canas.
    ____

87. El grado de grosor o finura de los mechones individuales del cabello es la:
    a. elasticidad.   c. textura.
    b. densidad.   d. porosidad.
    ____

88. La infección bacteriana crónica que rodea a los folículos de las áreas de la barba y el bigote se denomina:
    a. seudofoliculitis de la barba.   c. foliculitis de la barba.
    b. un forúnculo.   d. sicosis vulgar.
    ____

89. Un acondicionador que puede hacer más pesado el cabello fino y dejarlo plano o grasoso es:
    a. en aerosol.
    b. suave y sin enjuague.
    c. un recubridor de cutícula.
    d. para el cuero cabelludo.
    ____

90. Las lesiones de dermatitis pueden aparecer como:
    a. nódulos.   c. vesículas.
    b. ronchas.   d. fisuras.
    ____

91. El cabello y el cuero cabelludo grasosos pueden deberse a:
   a. una baja circulación sanguínea en el cuero cabelludo.
   b. una actividad excesiva de las glándulas sebáceas.
   c. una inactividad de las glándulas sebáceas.
   d. el hongo malassezia.   ____

92. La tiña es una infección fúngica superficial que afecta:
   a. el cuero cabelludo completo.
   b. el área de la barba.
   c. la nuca.
   d. la parte superior del cuero cabelludo.   ____

93. El término que se utiliza para describir la pérdida anormal
de cabello es:
   a. malassezia.   **c.** caspa.
   b. alopecia.   **d.** pediculosis capitis.   ____

94. El vello de las cejas y las pestañas se renueva cada:
   a. 75 a 100 días.   **c.** 6 meses.
   b. 1 a 2 meses.   **d.** 4 a 5 meses.   ____

95. Una marca de nacimiento también se conoce como:
   a. cloasma.   **c.** vitíligo.
   b. nevus.   **d.** mancha.   ____

96. El ciclo de crecimiento en que se produce cabello nuevo es:
   a. anágena.   **c.** andrógena.
   b. catágena.   **d.** telógena.   ____

97. Un ejemplo de una modalidad química es:
   a. microcorriente.   **c.** microdermoabrasión.
   b. láser.   **d.** galvánica.   ____

98. Un copete de cabello que se para hacia arriba es un:
   a. mechón parado.   **c.** remolino.
   b. flujo de cabello.   **d.** vello.   ____

99. Una característica de la sarna es:
   a. la picazón excesiva.
   b. el cabello frágil.
   c. la aparición de costras secas, amarillas sulfúricas,
      con forma de copa.
   d. el olor a humedad.   ____

100. Los papilomas cutáneos con mayor frecuencia ocurren en:
   a. el cuero cabelludo.   **c.** las manos y los pies.
   b. el cuello y el pecho.   **d.** el rostro.   ____

101. El tendón que conecta el músculo occipital con el músculo frontal es el:
- **a.** prócero.
- **b.** aponeurosis epicraneal.
- **c.** epicráneo.
- **d.** corrugador.

_____

102. Un movimiento suave se utiliza en:
- **a.** la fricción.
- **b.** la percusión.
- **c.** el masaje effleurage.
- **d.** el masaje petrissage.

_____

103. Un ejemplo de exfoliación mecánica es:
- **a.** el vapor.
- **b.** la aplicación directa superficial.
- **c.** el cepillado.
- **d.** la desincrustación.

_____

104. Un electrodo positivo es:
- **a.** un ánodo.
- **b.** una longitud de onda.
- **c.** un cátodo.
- **d.** una corriente de alta frecuencia.

_____

105. Las lámparas ultravioleta tratan:
- **a.** la piel que envejece.
- **b.** las arrugas.
- **c.** la caspa.
- **d.** los trastornos nerviosos.

_____

106. El músculo que permite bajar y girar la cabeza es el:
- **a.** trapecio.
- **b.** platisma.
- **c.** esternocleidomastoideo.
- **d.** cigomático menor.

_____

107. La forma de masaje más estimulante es:
- **a.** el masaje effleurage.
- **b.** la percusión.
- **c.** el masaje petrissage.
- **d.** la fricción.

_____

108. Los productos que funcionan mejor para los tipos de piel mixtos son:
- **a.** a base de aceite.
- **b.** a base de agua y aceite.
- **c.** a base de agua.
- **d.** a base de alcohol.

_____

109. La forma del contorno del cuero cabelludo está determinada por:
- **a.** la textura del cabello.
- **b.** el diseño del vello del rostro.
- **c.** el tipo de piel.
- **d.** los patrones de crecimiento.

_____

110. Los vellos encarnados se llaman:
- **a.** foliculitis.
- **b.** una afección queloide.
- **c.** seudofoliculitis.
- **d.** pústulas.

_____

111. Un ejemplo de una modalidad de corriente eléctrica es:
   a. un masajeador eléctrico.
   b. un láser.
   c. la alta frecuencia.
   d. un dispositivo de luz infrarroja. _____

112. Un ejemplo de exfoliante químico es:
   a. una exfoliación con enzimas.   **c.** un emoliente.
   b. un astringente.   **d.** una exfoliación granular. _____

113. La forma en que el barbero sostiene la navaja para realizar un movimiento se llama:
   a. grano.   **c.** posición.
   b. procedimiento.   **d.** ángulo. _____

114. Un ejemplo de un antihemorrágico es:
   a. un astringente.
   b. un tonificante o refrescante con pH balanceado.
   c. un polvo estíptico.
   d. el alcohol. _____

115. Los tonificantes:
   a. eliminan las células muertas de la superficie de la piel.
   b. añaden humedad a la superficie de la piel.
   c. dejan la piel tensa.
   d. eliminan las impurezas de los poros. _____

116. El principal nervio sensorial del rostro es el:
   a. undécimo craneal.   **c.** facial.
   b. séptimo craneal.   **d.** quinto craneal. _____

117. La posición y el movimiento de la navaja que *no* se utiliza en la afeitada del rostro es:
   a. del revés.   **c.** el derecho invertido.
   b. del revés invertido.   **d.** el derecho. _____

118. El crecimiento promedio del cabello por mes es:
   a. 38,1 mm (1½ pulgadas).   **c.** 6,3 mm (¼ pulgadas).
   b. 25,4 mm (1 pulgada).   **d.** 12,7 mm (½ pulgada). _____

119. La forma del rostro que tiene pómulos extremadamente anchos y una línea de mandíbula angosta es:
   a. triángulo invertido.   **c.** ovalada.
   b. diamante.   **d.** forma de pera. _____

120. Un tipo de máscara que utiliza el método de aplicación de mascarillas es:
   a. arcilla.   **c.** gel.
   b. cera de parafina.   **d.** crema. _____

121. El masaje que estimula los nervios para tonificar los músculos es:
- **a.** pétrissage.
- **b.** fricción.
- **c.** percusión.
- **d.** effleurage.

    ____

122. La piel que permite que el vello de la barba se corte con mayor facilidad es:
- **a.** la piel firme.
- **b.** la piel seca.
- **c.** la piel floja.
- **d.** la piel tensa.

    ____

123. La forma de rostro reconocida como ideal es:
- **a.** cuadrada.
- **b.** redondeada.
- **c.** alargada.
- **d.** ovalada.

    ____

124. El tipo de barba que ayuda a disimular una mandíbula angosta es:
- **a.** completa.
- **b.** cuadrada.
- **c.** redondeada.
- **d.** cortada al ras.

    ____

125. La terminación de una afeitada incluye:
- **a.** estirar la piel.
- **b.** aplicar hidratante en la piel con un masaje.
- **c.** aplicar crema o gel en el rostro.
- **d.** aplicar vapor en el rostro.

    ____

126. El perfil que tiene la frente y el mentón prominentes es:
- **a.** cóncava.
- **b.** angular.
- **c.** recta.
- **d.** convexa.

    ____

127. Un elemento de diseño importante cuando se habla del equilibrio es:
- **a.** el color.
- **b.** la porosidad.
- **c.** la densidad.
- **d.** la textura.

    ____

128. Una variante del corte con efecto en punta es:
- **a.** el corte cepillo.
- **b.** el clásico con raya al lado.
- **c.** el corte Quo vadis.
- **d.** el corte militar.

    ____

129. La elección más popular para la sustitución de cabello es:
- **a.** el cabello humano.
- **b.** el cabello sintético.
- **c.** el cabello tratado químicamente.
- **d.** el cabello mixto.

    ____

130. Debe desechar las cuchillas utilizadas en:
- **a.** un recipiente cerrado.
- **b.** una bolsa plástica para basura.
- **c.** un recipiente para residuos afilados.
- **d.** una cesta de basura.

    ____

131. La manera en que el cabello se adhiere a la base de la solución capilar se llama:

a. anudado en la base.
b. ajustado.
c. anudado.
d. entrelazado. ____

132. Todas las hebras de cabello terminan en un nivel que forma una pesada línea de peso en el perímetro en:

a. el corte escalonado.
b. el corte en capas uniformes.
c. el corte recto.
d. el corte en capas largas. ____

133. El bigudí para permanente más utilizado es el:

a. flexible.
b. bucle.
c. cóncavo.
d. recto. ____

134. Los alisadores comercializados en fórmulas con base y sin base son:

a. neutralizadores químicos.
b. hidróxidos.
c. tioglicolatos de amonio.
d. bases de neutralización. ____

135. Durante la afeitada, la piel debe estar:

a. fría.
b. húmeda.
c. caliente.
d. seca. ____

136. Las pelucas completas listas para usar suelen estar hechas con:

a. una fibra sintética.
b. lana.
c. angora.
d. pelo de yak. ____

137. La elevación para un corte escalonado es de:

a. 180 grados.
b. 90 grados.
c. 0 grados.
d. 45 grados. ____

138. Una estructura de propiedad controlada por uno o más accionistas es:

a. una sociedad de personas.
b. una corporación.
c. de un único propietario.
d. una franquicia. ____

139. El sistema de compensación de salario más comisión es:

a. una mora.
b. una garantía.
c. un porcentaje.
d. una venta de servicios adicionales. ____

140. Una serie de puntos conectados que crean una marca continua es:

a. una configuración.
b. un contorno.
c. una forma.
d. una línea. ____

141. El acto de recomendar y vender productos a los clientes para que los usen en el hogar es:
   a. venta de servicios adicionales.   **c.** servicio.
   b. mejoramiento de la factura.   **d.** venta al por menor.   ____

142. En el examen, las primeras preguntas que debe contestar son:
   a. las más fáciles.   **c.** las más largas.
   b. las más cortas.   **d.** las más difíciles.   ____

143. En su currículum vitae, debe hacer hincapié en:
   a. sus expectativas salariales.
   b. sus conocimientos informáticos.
   c. su información personal.
   d. sus logros.   ____

144. La capacidad del cabello para absorber los productos de coloración está determinada por:
   a. la elasticidad.   **c.** la porosidad.
   b. la textura.   **d.** la densidad.   ____

145. La línea de perímetro exterior del corte es:
   a. la línea de corte.   **c.** la división del cabello.
   b. la sección guía del cabello.   **d.** la línea de diseño.   ____

146. La prioridad a la hora de determinar la mejor distribución física de la barbería es:
   a. la venta de productos al por menor.
   b. los costos.
   c. el personal.
   d. la máxima eficiencia.   ____

147. Una indicación de la resistencia de la corteza del cabello es:
   a. la textura.   **c.** la densidad.
   b. la elasticidad.   **d.** la porosidad.   ____

148. Una pregunta típica que se formula durante una entrevista es:
   a. ¿Cuál es su idioma materno?
   b. ¿Es usted un ciudadano estadounidense?
   c. ¿Cuáles cree usted que son sus mejores habilidades?
   d. ¿Cuántos años tiene?   ____

149. Una guía para las acciones de la organización es:
   a. la declaración de objetivos.
   b. las metas.
   c. el plan de negocios.
   d. la declaración de la misión y la visión.   ____

150. Una variante del corte rapado es:
   a. el corte chato en la parte superior.
   b. el corte Princeton.
   c. el corte de precisión.
   d. el corte cepillo.   ____

EXAMEN DE MUESTRA
DEL CONSEJO ESTATAL 2

1. Una descripción por escrito de su negocio como lo ve hoy y como lo prevé en los próximos 5 años es:
   - **a.** un acuerdo por escrito.
   - **b.** una identidad de la marca.
   - **c.** un plan de negocios.
   - **d.** un punto de referencia. ____

2. Una clave para el trabajo en equipo es la:
   - **a.** comunicación.
   - **b.** determinación.
   - **c.** competencia.
   - **d.** ambición. ____

3. Las propinas se deben registrar y declarar en su:
   - **a.** registro diario.
   - **b.** declaración de impuestos.
   - **c.** planilla de presupuesto mensual.
   - **d.** cuenta de retiro individual. ____

4. La pregunta o el problema básico es:
   - **a.** la opción.
   - **b.** el enunciado.
   - **c.** la raíz.
   - **d.** la palabra clave. ____

5. Durante una entrevista, están permitidas las preguntas sobre:
   - **a.** enfermedades.
   - **b.** la fecha de nacimiento.
   - **c.** discapacidades.
   - **d.** el consumo de drogas o tabaco. ____

6. Un estado que no permite el alquiler de estaciones es:
   - **a.** Pensilvania.
   - **b.** Nueva York.
   - **c.** Vermont.
   - **d.** Dakota del Sur. ____

7. El proceso que permite llegar a conclusiones lógicas mediante el razonamiento lógico se conoce como:
   - **a.** razonamiento objetivo.
   - **b.** razonamiento relativo.
   - **c.** razonamiento deductivo.
   - **d.** razonamiento eficaz. ____

8. La forma menos costosa de ser propietario de su propio negocio es:
   - **a.** una cadena local independiente.
   - **b.** un spa.
   - **c.** una franquicia regional.
   - **d.** el alquiler de estación. ____

9. Una reducción en la producción de pigmentos de melanina da como resultado:
   - **a.** cabello blanco.
   - **b.** cabello rubio oscuro.
   - **c.** cabello rubio claro.
   - **d.** canas. ____

10. El tipo de iluminación que no es adecuada para determinar los colores de cabello existentes es:
  a. una habitación bien iluminada. **c.** la luz incandescente.
  b. la luz natural intensa. **d.** la luz fluorescente. ____

11. La primera meta de todas las empresas es:
  a. vender servicios adicionales a los clientes.
  b. agregar más servicios.
  c. vender productos de venta minorista.
  d. conservar los clientes actuales. ____

12. Las palabras que debe buscar en las preguntas de verdadero o falso son:
  a. palabras relacionadas. **c.** palabras similares.
  b. palabras calificativas. **d.** palabras absolutas. ____

13. Debe continuar la entrevista con:
  a. una solicitud para una oferta de trabajo.
  b. un obsequio de agradecimiento.
  c. una nota de agradecimiento.
  d. una solicitud de una segunda entrevista. ____

14. El cabello blanco es el color de la queratina sin:
  a. eumelanina. **c.** color de base.
  b. feomelanina. **d.** melanina. ____

15. El proceso de aplicar coloración al cabello para devolverle su color natural es:
  a. el retoque.
  b. el tinte para volver al color original.
  c. el presuavizado.
  d. la coloración de proceso simple. ____

16. Cuando el empleador le paga exclusivamente un porcentaje de las ventas brutas de los servicios que genera, el tipo de compensación que recibe es:
  a. salario más comisión. **c.** salario fijo.
  b. salario por hora. **d.** comisión. ____

17. Un ejemplo de color cálido es:
  a. verde. **c.** azul.
  b. violeta. **d.** rojo. ____

18. Los aclaradores que agregan color temporal a medida que aclaran se denominan:
  a. aclaradores rápidos. **c.** aclaradores en polvo.
  b. aceites aclaradores neutros. **d.** aceites aclaradores con coloración. ____

19. El rizo Jheri® también se conoce como:
  a. ondulación permanente. **c.** reestructuración de rizos.
  b. ondulación química. **d.** alisado químico del cabello. ____

20. El cabello que tiene una cutícula levantada que facilita la absorción de las soluciones químicas es:
    a. resistente.
    b. grueso.
    c. denso.
    d. poroso. ____

21. No pagar los préstamos recibe el nombre de:
    a. incumplimiento.
    b. tolerancia.
    c. cobro.
    d. préstamo. ____

22. La calidez o la frialdad de un color es:
    a. una tonalidad.
    b. una intensidad.
    c. un nivel natural.
    d. un tono. ____

23. Para corregir la porosidad excesiva, usaría:
    a. tonificantes.
    b. rellenos.
    c. solventes.
    d. eliminadores. ____

24. La capa que le otorga resistencia, elasticidad y color natural al cabello es la:
    a. cutícula.
    b. corteza.
    c. proteína.
    d. médula. ____

25. La envoltura que utiliza un papel doblado por la mitad sobre las puntas del cabello es la:
    a. envoltura plegada.
    b. envoltura plana simple.
    c. envoltura plana doble.
    d. envoltura doble para las puntas. ____

26. Cuando se compromete a realizar siempre un buen trabajo para los clientes, el empleador y el equipo de la barbería, usted tiene:
    a. integridad.
    b. una sólida ética profesional.
    c. buenas habilidades técnicas.
    d. motivación. ____

27. Una coloración semipermanente de larga duración:
    a. crea resultados divertidos y atrevidos que se eliminan fácilmente con champú.
    b. actúa como relleno en la corrección de color.
    c. neutraliza el amarillo u otros tonos no deseados.
    d. proporciona resultados de color sutiles. ____

28. El cabello que puede ser más resistente a los procesos químicos es el:
    a. fino.
    b. poroso.
    c. grueso.
    d. medio. ____

29. Los bigudíes que se usan cuando se desea un patrón de ondulación definido cerca de la cabeza son:
    a. bigudíes circulares.
    b. bigudíes flexibles.
    c. bigudíes rectos.
    d. bigudíes cóncavos. ____

30. El principal agente oxidante que se utiliza en la coloración es/son:

a. el peróxido de hidrógeno.
b. las sales metálicas.
c. los derivados de la anilina.
d. la lejía. ____

31. Los tres colores primarios son el rojo, el azul y el:

a. blanco.
b. gris.
c. amarillo.
d. negro. ____

32. El bigudí que crea un rizo con un tamaño uniforme de un lado de la división del cabello al otro es el:

a. bigudí de bucle.
b. bigudí recto.
c. bigudí cóncavo.
d. bigudí flexible. ____

33. El agente reductor primario en las permanentes alcalinas es:

a. monotioglicolato de glicerol.
b. alcanolaminas.
c. tioglicolato de amonio.
d. peróxido de hidrógeno. ____

34. El alisador químico más antiguo y más utilizado es el:

a. hidróxido de litio.
b. hidróxido de sodio.
c. "thio"
d. hidróxido de guanidina. ____

35. Los cabellos espesos y gruesos son más fáciles de cortar con:

a. maquinillas.
b. tijeras.
c. cizallas.
d. navajas. ____

36. Otro término utilizado para referirse a un activador es:

a. acelerador.
b. generador.
c. oxidante de tinte.
d. aclarador. ____

37. Las envolturas para permanente comienzan con la división del cabello en:

a. bandas.
b. contornos.
c. paneles.
d. patrones. ____

38. Reducir el volumen del cabello a largos escalonados con tijeras es:

a. el tallado.
b. la texturización.
c. la técnica de deslizamiento.
d. el desfilado. ____

39. La parte del rizo entre el cuero cabelludo y el primer arco del círculo es:

a. el pie.
b. la base.
c. el barril.
d. la raíz. ____

40. El patrón de permanente que armoniza el cabello de un área con otra es:

a. tipo enladrillado.
b. bigudí doble.
c. básico.
d. en curvatura. ____

41. Una de las características más importantes al seleccionar
    los tonos del tinte de coloración es:
    a. la densidad.   c. la textura.
    b. la porosidad.   d. la elasticidad.   ____

42. Una vez que un corte escalonado está seco, debe:
    a. peinar el cabello a una caída natural.
    b. desenredar el cabello con el peine de dientes anchos.
    c. detallar el perímetro.
    d. texturizar el interior.   ____

43. La mejor prueba de que los clientes están complacidos
    y satisfechos es/son:
    a. las referencias personales.   c. más publicidad.
    b. el marketing en los   d. una página de
       medios sociales.   seguidores en la red. ____

44. La técnica de corte de cabello que armoniza las longitudes
    cortas y largas a lo largo del perímetro de la línea de diseño
    o de la sección interior
    es:
    a. cambio de la dirección natural. c. corte con navaja.
    b. entresacado.   d. texturizado.   ____

45. Uno de los beneficios de las permanentes alcalinas es:
    a. patrones de rizos fuertes.
    b. procesos lentos pero más controlables.
    c. tratamientos más suaves para tipos de cabello delicados.
    d. patrones de rizos sueltos.   ____

46. Para colorear bigotes, nunca debe usar:
    a. pomadas.   c. tintes derivados
                                     de la anilina.
    b. tintes líquidos.   d. crayones de coloración
                                     del cabello.   ____

47. Los bigudíes usados para una envoltura en espiral son:
    a. bigudíes circulares.   c. bigudíes rectos.
    b. bigudíes de bucle.   d. bigudíes cóncavos.   ____

48. La posición del bigudí o herramienta para ondulación con
    respecto a su sección de la base es:
    a. la dirección de base.   c. el control de base.
    b. el patrón de envoltura.   d. la formación de onda.   ____

49. Los álcalis fuertes que pueden hinchar el cabello hasta el
    doble de su diámetro normal son:
    a. neutralizadores.   c. alisadores de "thio".
    b. soluciones de ondulación. d. alisadores de hidróxido. ____

50. Los tonos que indican sobreaclarado son:
    a. ceniza.   c. violetas.
    b. dorados.   d. rojos.   ____

51. Para el corte en capas uniformes, debe secar el cabello:
a con un cepillo redondo.   **c.** con un difusor.
b. con las manos.   **d.** de forma natural.   ____

52. Los productos para el cabello utilizados en la confección de pelucas para el teatro y la moda son:
a. sintéticos.   **c.** tratados químicamente.
b. mixtos.   **d.** humanos.   ____

53. Los tratamientos reacondicionadores deben utilizarse para evitar que los sistemas de sustitución de cabello:
a. se decoloren.   **c.** se fragilicen.
b. se enmarañen.   **d.** se vuelvan amarillentos. ____

54. La sección más ancha de la cabeza es:
a. las cuatro esquinas.   **c.** el hueso occipital.
b. el surco parietal.   **d.** el vértice.   ____

55. Para crear líneas de diseño en el perímetro del corte, la técnica que se debe usar es:
a. el corte del derecho con tijeras.
b. el corte palma a palma.
c. el corte por debajo de los dedos.
d. el corte por encima de los dedos.   ____

56. La solución capilar recomendada cuando el cabello se usa en un estilo que deja despejada la cara es:
a. pegado en cabeza completa. **c.** cubierta.
b. relleno parcial de base tejida. **d.** postizo frontal con base tejida. ____

57. El surco parietal se conoce como:
a. herradura.   **c.** vértice.
b. sección guía del cabello. **d.** proyección.   ____

58. Un corte afilado de medio a largo con una sección superior larga es un:
a. copete clásico.   **c.** quo vadis.
b. corte César.   **d.** corte militar.   ____

59. Antes de afeitar la cabeza, debe analizar el cuero cabelludo para identificar:
a. los patrones de crecimiento del cabello. **c.** hipertrofias.
b. las secciones de la cabeza. **d.** la densidad del cabello. ____

60. Una técnica de peinado en húmedo que da forma y dirige el cabello en un patrón en forma de S es:
a. el enrollado.   **c.** la ondulación con los dedos.
b. el doble enroscado.   **d.** el peinado apretado.   ____

61. El proceso de adherir un sistema de sustitución del cabello a la cabeza con un agente adhesivo se conoce como:
   a. solución capilar parcial.
   b. pegado en cabeza completa.
   c. postizo frontal con base tejida.
   d. relleno parcial de base tejida.
   ____

62. Los peinados con afilado hasta un poco más arriba del occipital son:
   a. de largo medio.
   b. rebajados.
   c. más largos.
   d. semicortos.
   ____

63. El corte con técnica de deslizamiento también se conoce como:
   a. rotación de la navaja.
   b. navaja sobre peine.
   c. del derecho con maquinilla.
   d. dedos y navaja.
   ____

64. Cuando no se utiliza, la navaja debe estar:
   a. en un recipiente para elementos con filo.
   b. cerrada.
   c. sin cuchilla.
   d. abierta.
   ____

65. No debe realizar el servicio de afeitada si el cliente tiene:
   a. pústulas.
   b. una afección queloide.
   c. vellos encarnados.
   d. piel agrietada.
   ____

66. Las soluciones capilares sintéticas deben limpiarse con:
   a. agua fría.
   b. reacondicionadores.
   c. agua caliente.
   d. un solvente.
   ____

67. La mayoría de los cortes de cabello para hombres requieren alguna forma de:
   a. reducción de volumen.
   b. corte en capas.
   c. texturización.
   d. afilado.
   ____

68. El resultado de la depilación inadecuada con pinzas, navajas o cortadoras es la aparición de:
   a. remolinos.
   b. pústulas.
   c. vellos encarnados.
   d. infecciones de la piel.
   ____

69. El movimiento de afeitada desde el ángulo de la boca hasta la punta del mentón es:
   a. del derecho invertido y hacia arriba.
   b. del revés y hacia abajo.
   c. del derecho y perpendicular.
   d. del derecho y hacia abajo.
   ____

70. La afeitada que debe dar como resultado un rostro suave sin ser una afeitada al ras es:
   a. de segunda pasada.
   b. un contorno.
   c. de primera pasada.
   d. la afeitada simple.
   ____

71. Para combinar las puntas de una sustitución con el cabello natural del cliente, se debe usar:

a. una navaja.

b. maquinillas.

c. tijeras para corte de cabello.

d. tijeras de entresacar. ____

72. El área del perímetro más pesada de un corte de elevación 0 o de 45 grados es la:

a. línea de peso.

b. línea horizontal.

c. línea de corte.

d. línea vertical. ____

73. La técnica más popular para el recorte de las cejas es:

a. corte con navaja.

b. maquinilla sobre peine.

c. el corte por debajo de los dedos.

d. tijeras sobre peine. ____

74. No debe utilizar toallas calientes sobre la piel:

a. con pecas.

b. agrietada.

c. bronceada.

d. con arrugas. ____

75. Los movimientos para la afeitada que utiliza alrededor de la boca, sobre las orejas y en otras áreas tensas son:

a. medios.

b. más cortos.

c. más rápidos.

d. más largos. ____

76. El bigote adecuado para un hombre con una boca muy grande es:

a. mediano a grande.

b. en forma de pirámide.

c. de aspecto más pesado.

d. semicuadrado. ____

77. Un ejemplo de modalidad de calor es:

a. la terapia láser de baja intensidad.

b. la microcorriente.

c. la terapia de luz de baja intensidad.

d. el dispositivo de luz infrarroja. ____

78. El músculo que cubre la parte posterior del cuello y que permite los movimientos de los hombros es el:

a. esternocleidomastoideo.

b. trapecio.

c. triangular.

d. platisma. ____

79. Los vasos que transportan la sangre oxigenada desde el corazón a todas las partes del cuerpo son:

a. las venas.

b. las arterias.

c. los capilares.

d. las vénulas. ____

80. La forma más suave de tapotement es:

a. el tecleteo.

b. el amasado.

c. el golpeteo.

d. el golpe con el canto ____

81. El ángulo correcto del corte con navaja se llama:
    a. movimiento de corte.   c. movimiento del derecho.
    b. movimiento adecuado.   d. movimiento deslizante. _____

82. El músculo ancho que cubre la parte superior del cráneo es el:
    a. epicráneo.   c. occipital.
    b. aponeurosis epicraneal.   d. frontal. _____

83. El movimiento de masaje que ejerce un efecto vigorizante en
    el área que se masajea es:
    a. percusión.   c. effleurage.
    b. tapotement.   d. petrissage. _____

84. El uso de un ánodo para introducir un producto de pH ácido
    en la piel es:
    a. cataforesis.   c. desincrustación.
    b. alta frecuencia.   d. anaforesis. _____

85. Los champús son:
    a. cremas.   c. solventes.
    b. emulsiones.   d. ungüentos. _____

86. La preparación para la afeitada incluye:
    a. tonificar.
    b. aplicar hidratante en la piel con un masaje.
    c. cubrir al cliente.
    d. aplicar un polvo ligero. _____

87. Uno de los grupos de músculos que coordinan la apertura
    y el cierre de la boca son los:
    a. mentonianos.   c. bucinadores.
    b. risorios.   d. maseteros. _____

88. El masaje que se sabe que es beneficioso para la circulación
    y la actividad glandular de la piel es:
    a. la fricción.   c. el tapotement.
    b. la vibración.   d. la percusión. _____

89. Para tratar las arrugas superficiales y el envejecimiento de la
    piel, puede usar:
    a. anaforesis.   c. terapia de luz.
    b. microdermoabrasión.   d. cataforesis. _____

90. Todas las siguientes características del cabello se deben
    tener en cuenta antes de elegir los productos, excepto:
    a. la densidad del cabello.   c. la longitud del cabello.
    b. la porosidad del cabello.   d. la textura del cabello. _____

91. La afeitada que asegura una afeitada completa y uniforme aplicando espuma una sola vez es:
a. la de segunda pasada.
b. la de cierre.
c. la afeitada simple.
d. la de primera pasada. ____

92. El músculo que usa cuando se ríe es el:
a. cigomático mayor.
b. triangular.
c. mentoniano.
d. orbicular de los labios. ____

93. El tratamiento galvánico que utiliza un bajo nivel de corriente eléctrica para aplicaciones en el cuidado de la piel es:
a. microcorriente.
b. iontoforesis.
c. desincrustación.
d. microdermoabrasión. ____

94. Una forma eficaz de preparar el cuero cabelludo para masajes y tratamientos es:
a. el masajeador manual.
b. el masajeador eléctrico.
c. el vapor para el cuero cabelludo.
d. la loción tonificante para el cabello. ____

95. La depresión o cavidad de la piel o el cuero cabelludo en forma de tubo que contiene la raíz del cabello es:
a. la papila dérmica.
b. el folículo piloso.
c. el bulbo piloso.
d. el arrector pili. ____

96. La técnica de corte más exitosa para barbas con textura y densidad uniformes es:
a. tijeras sobre peine.
b. corte con navaja.
c. contorneadora sobre peine.
d. maquinilla uniforme. ____

97. El nervio motor que controla los movimientos de los músculos del cuello y los hombros es el:
a. nervio trifacial.
b. nervio accesorio.
c. quinto nervio craneal.
d. séptimo nervio craneal. ____

98. El tratamiento de la piel que puede ayudar al cuerpo a producir vitamina D consiste de:
a. lámparas ultravioleta.
b. microdermoabrasión.
c. microcorrientes.
d. rayos infrarrojos. ____

99. El cabello que puede necesitar un acondicionador hidratante rico en humectantes para mejorar el manejo es el:
a. cabello frágil y quebradizo.
b. cabello grueso y seco.
c. cabello tratado químicamente.
d. cabello graso. ____

100. Para aliviar los dolores musculares, puede usar:
a. rayos ultravioleta.
b. rayos infrarrojos.
c. desincrustación.
d. una corriente de alta frecuencia. ____

101. La estructura que contiene la sangre y los nervios que suministran los nutrientes necesarios para el crecimiento del cabello está en:

a. la papila dérmica.
b. el arrector pili.
c. la médula.
d. la corteza. ____

102. El cabello que tiene poca elasticidad, se quiebra fácilmente y tiende a formar nudos, en especial en las puntas, es:

a. extremadamente rizado.
b. ondulado.
c. extremadamente liso.
d. rizado. ____

103. La alopecia que también se conoce como calvicie masculina es la:

a. alopecia prematura.
b. alopecia senil.
c. alopecia androgénica.
d. alopecia universal. ____

104. La capa de la piel responsable del crecimiento de la epidermis es el:

a. estrato germinativo.
b. estrato espinoso.
c. estrato córneo.
d. estrato granuloso. ____

105. Un trastorno de las glándulas sebáceas asociado a bebés recién nacidos se conoce como:

a. puntos blancos.
b. milia.
c. seborrea.
d. comedón abierto. ____

106. La capa de cabellos que puede faltar en el cabello muy fino y rubio natural es la:

a. médula.
b. cutícula.
c. queratina.
d. corteza. ____

107. Un tema delicado del que puede hablar con su cliente es:

a. problemas matrimoniales.
b. inquietudes sobre salud mental.
c. problemas económicos.
d. pérdida anormal del cabello. ____

108. El tejido subcutáneo también se conoce como:

a. tejido conectivo.
b. tejido fibroso.
c. tejido adiposo.
d. tejido elástico. ____

109. Una ausencia del pigmento de melanina en el cuerpo se conoce como:

a. albinismo.
b. hiperpigmentación.
c. cloasma.
d. leucodermia. ____

110. El cabello muy poroso suele ser el resultado de:

a. trastornos internos.
b. una mala nutrición.
c. cambios hormonales.
d. un excesivo procesamiento previo. ____

111. La proteína está compuesta por:
- **a.** bisulfuros.
- **b.** hidróxidos.
- **c.** aminoácidos.
- **d.** pH. _____

112. Un tratamiento tópico que ha demostrado estimular el crecimiento del cabello es:
- **a.** el minoxidil.
- **b.** la propecia.
- **c.** la finasterida.
- **d.** la malassezia. _____

113. Las fibras nerviosas que transmiten impulsos desde el cerebro a los músculos son las:
- **a.** secretoras.
- **b.** receptoras.
- **c.** motoras.
- **d.** sensoriales. _____

114. Una función de la piel que protege al cuerpo del medio ambiente es la:
- **a.** excreción.
- **b.** regulación del calor.
- **c.** absorción.
- **d.** secreción. _____

115. La grasitud excesiva en la piel o el cuero cabelludo puede ser:
- **a.** telangiectasia.
- **b.** rosácea.
- **c.** milia.
- **d.** seborrea. _____

116. El pelo largo y grueso que se halla en el cuero cabelludo, las piernas, los brazos y el cuerpo de hombres y mujeres es:
- **a.** médula.
- **b.** lanugo.
- **c.** vello.
- **d.** terminal. _____

117. El término que se aplica con mayor frecuencia a un trastorno de foliculitis de la barba es:
- **a.** grano.
- **b.** calvicie de patrón. masculino
- **c.** tiña.
- **d.** irritación de la piel producida por la afeitada. _____

118. El aflojamiento de las fibras elásticas de la piel debido a tensión o relajación anormales de los músculos faciales influye en la formación de:
- **a.** arrugas.
- **b.** piel de gallina.
- **c.** papilomas cutáneos.
- **d.** tejido graso. _____

119. Si el cabello se siente suave y la cutícula es compacta, se considera;
- **a.** excesivamente procesado.
- **b.** extremadamente poroso.
- **c.** poroso.
- **d.** resistente. _____

120. Una masa celular anormal que varía de tamaño, forma y color es:
- **a.** un tumor.
- **b.** una ampolla.
- **c.** un nódulo.
- **d.** un quiste. _____

121. La fase de crecimiento del cabello en la que el folículo se encoge, el bulbo piloso desaparece y la punta encogida de la raíz adopta la forma un palo de golf redondeado es:
   a. telógena.
   b. catágena.
   c. andrógena.
   d. anágena. ____

122. Una infección bacteriana aguda localizada en el tejido subcutáneo da como resultado:
   a. un carbunco.
   b. un forúnculo.
   c. una irritación de la piel producida por la afeitada.
   d. un grano. ____

123. Una característica de la piel envejecida es la:
   a. pérdida de color.
   b. formación de espinillas.
   c. grasitud.
   d. pérdida de elasticidad. ____

124. El sistema del cuerpo que controla la actividad de las glándulas sudoríparas es el:
   a. endocrino.
   b. nervioso.
   c. circulatorio.
   d. linfático/inmunitario. ____

125. Un ejemplo de ampolla es:
   a. el impétigo.
   b. la mancha hepática.
   c. el acné grave.
   d. el lipoma. ____

126. El tipo de cabello que es más susceptible a sufrir daños debido a las sustancias químicas es:
   a. áspero.
   b. fino.
   c. medio.
   d. grueso. ____

127. La piel protege al cuerpo contra:
   a. el estrés emocional.
   b. el dolor.
   c. los patógenos.
   d. la presión. ____

128. El flujo de electricidad a través de un conductor es:
   a. un circuito eléctrico.
   b. un reóstato.
   c. una corriente eléctrica.
   d. un aislante. ____

129. El término que se aplica a todos los seres vivos y a aquellas cosas que alguna vez tuvieron vida es:
   a. materia.
   b. elemento.
   c. orgánico.
   d. inorgánico. ____

130. Los champús que son fórmulas suaves diseñadas para evitar la eliminación de la coloración del cabello son:
   a. de pH equilibrado.
   b. equilibrantes.
   c. para realzar el color.
   d. de limpieza profunda. ____

131. Un resistor ajustable que se usa para controlar la corriente dentro de un circuito es un:
   a. aislante.
   b. rectificador.
   c. reóstato.
   d. instrumento que funciona a batería. ____

132. Un ejemplo de acondicionador instantáneo es el:
   a. enjuague para la caspa.
   b. producto de ondulación permanente.
   c. enjuague para desenredar.
   d. aerosol para secado.

133. El estudio de las funciones y actividades que realizan las estructuras del cuerpo es la:
   a. histología.   **c.** osteología.
   b. fisiología.   **d.** anatomía. ____

134. La parte de la célula que cumple una función importante en la reproducción celular y el metabolismo es:
   a. el núcleo.   **c.** el citoplasma.
   b. la membrana celular.   **d.** el protoplasma. ____

135. La química orgánica es el estudio de las sustancias que contienen:
   a. hidrógeno.   **c.** oxígeno.
   b. azufre.   **d.** carbono. ____

136. Al usar un aparato eléctrico, no debe tocar:
   a. plástico.   **c.** vidrio.
   b. caucho.   **d.** metal. ____

137. El tejido que lleva mensajes desde y hacia el cerebro, y controla y coordina todas las funciones corporales es:
   a. el conectivo.   **c.** el epitelial.
   b. el muscular.   **d.** el nervioso. ____

138. Un peine antiestático está hecho de:
   a. caucho duro.   **c.** materiales de carbono.
   b. grafito.   **d.** metal. ____

139. El organismo que registra todos los tipos de desinfectantes que se venden y utilizan en los Estados Unidos es:
   a. la OSHA.   **c.** el CDC.
   b. el Departamento de Trabajo   **d.** la EPA. ____
   de los EE.UU.

140. El primer paso para mantener una buena higiene es:
   a. no fumar durante las horas de trabajo.
   b. usar enjuague bucal.
   c. lavarse las manos.
   d. cepillarse los dientes. ____

141. Los rayos de luz que se utilizan en la radiación germicida ultravioleta para inactivar o destruir microorganismos son:
a. la luz infrarroja.
b. la luz visible.
c. los rayos UVC.
d. los rayos UVB. _____

142. Un ejemplo de sustancia pura es:
a. el hormigón.
b. una lámina de aluminio.
c. una solución acuosa de sal.
d. un polvo. _____

143. Cuando está de pie, la columna debe estar:
a. relajada.
b. ligeramente curvada.
c. estirada.
d. recta. _____

144. Un ejemplo de emulsiones que se utilizan en los servicios de barbería son los:
a. jabones.
b. acondicionadores.
c. polvos.
d. tónicos para el cabello. _____

145. Una maquinilla eléctrica con un motor de pivote se usa para cortar:
a. cabello grueso, denso o húmedo.
b. cabello seco y fino.
c. cabello grueso y seco.
d. todos los tipos de cabello. _____

146. Cuando se usan LED, la luz de color que reduce el acné y las bacterias es:
a. azul.
b. amarilla.
c. roja.
d. verde. _____

147. Un ejemplo de cambio físico es:
a. la oxidación.
b. el hielo que se transforma en agua.
c. la madera que se quema.
d. el hierro que se oxida. _____

148. El hueso que une todos los huesos del cráneo se denomina:
a. temporal.
b. etmoides.
c. esfenoides.
d. parietal. _____

149. Un pH menor que 7 indica una:
a. solución alcalina.
b. solución neutra.
c. solución ácida.
d. solución logarítmica. _____

150. Un compuesto químico que puede existir en los tres estados de la materia dependiendo de cuál sea su temperatura es:
a. el hidrógeno.
b. el oxígeno.
c. el agua.
d. el dióxido de carbono. _____

EXAMEN DE MUESTRA
DEL CONSEJO ESTATAL 3

1. Los implementos usados durante la Edad de Hielo para cortar y peinar el cabello estaban hechos de:
   - **a.** caparazones de ostras.
   - **b.** cobre.
   - **c.** hierro.
   - **d.** cerámica. ____

2. Su apariencia física y su conducta en el lugar de trabajo proyectan su:
   - **a.** salud profesional.
   - **b.** imagen profesional.
   - **c.** actitud profesional.
   - **d.** éxito profesional. ____

3. Las bacterias que son microorganismos dañinos y pueden causar enfermedades o infecciones en los seres humanos son:
   - **a.** parasíticas.
   - **b.** patógenas.
   - **c.** infecciosas.
   - **d.** no patógenas. ____

4. Los pulmones se pueden irritar si inhala vapores de:
   - **a.** lejía.
   - **b.** detergentes.
   - **c.** antisépticos
   - **d.** alcohol. ____

5. El estudio de la estructura del cuerpo humano y de cómo están organizadas sus partes se denomina:
   - **a.** miología.
   - **b.** fisiología.
   - **c.** histología.
   - **d.** anatomía. ____

6. Durante la Edad Media, los clérigos usaban un estilo de cabello distintivo conocido como:
   - **a.** tonsura.
   - **b.** cola.
   - **c.** bigote.
   - **d.** peluca. ____

7. Para prevenir la fatiga y otros problemas físicos, debe practicar:
   - **a.** una buena postura.
   - **b.** movimientos repetitivos.
   - **c.** terapias físicas.
   - **d.** terapias de movimiento. ____

8. Las bacterias que forman pus y crecen en grupos como racimos de uvas son los:
   - **a.** estreptococos.
   - **b.** cocos.
   - **c.** estafilococos.
   - **d.** diplococos. ____

9. Debe quitar las partículas de cabello de las cuchillas de la maquinilla con:
   - **a.** una tenaza.
   - **b.** un cepillo para restregar.
   - **c.** un cepillo para uñas.
   - **d.** un cepillo duro. ____

10. La sustancia gelatinosa incolora que se encuentra dentro de las células es:
    a. el plasma.
    b. los centriolos.
    c. el citoplasma.
    d. el protoplasma.
    ____

11. El personaje histórico que promovió la afeitada al cobrar impuestos a quien se dejara crecer la barba fue:
    a. el emperador Adriano.
    b. Pedro el Grande.
    c. Alejandro Magno.
    d. Luis XIV.
    ____

12. El tipo de movimiento puede tener un efecto acumulativo en los músculos y las articulaciones es:
    a. constante.
    b. repetitivo.
    c. hacia abajo.
    d. hacia arriba.
    ____

13. Un desinfectante fungicida puede destruir:
    a. las bacterias
    b. los parásitos.
    c. los virus.
    d. los mohos.
    ____

14. Las sustancias venenosas producidas por algunos microorganismos como bacterias y virus son:
    a. los patógenos.
    b. las antitoxinas.
    c. los alérgenos.
    d. las toxinas.
    ____

15. Un ejemplo de tejido conectivo es:
    a. la médula espinal.
    b. las membranas mucosas.
    c. la sangre.
    d. el tejido dentro de la boca.
    ____

16. La organización que desarrolla normas para certificar y supervisar la industria de la barbería es:
    a. Barberos y Esteticistas Superiores Asociados de los Estados Unidos (Associated Master Barbers and Beauticians of America).
    b. Asociación Protectora de Barberos (Barbers' Protective Association).
    c. Asociación Nacional de Consejos de Barberos de los Estados Unidos (National Association of Barber Boards of America).
    d. Sindicato Internacional de Barberos Oficiales de los Estados Unidos (Journeymen Barbers International Union of America).
    ____

17. Para evitar lesiones relacionadas con la ergonomía, debe mantener las muñecas en posición:
    a. recta o neutra.
    b. erguida.
    c. estirada y equilibrada.
    d. paralela al piso.
    ____

18. Se considera que el restregado con jabón y agua
o detergente y agua es:
- **a.** desinfectante.
- **b.** higienizante.
- **c.** limpiador.
- **d.** esterilizante. ____

19. La forma más común en que se propaga una infección
contagiosa es mediante:
- **a.** el agua.
- **b.** la piel intacta.
- **c.** la inhalación.
- **d.** las manos sucias. ____

20. Los tejidos corporales se componen de grandes cantidades de:
- **a.** minerales.
- **b.** agua.
- **c.** nutrientes.
- **d.** grasa. ____

21. Una mejora en la práctica de la barbería durante el siglo
pasado fue:
- **a.** la introducción de normas educativas.
- **b.** una flexibilización de las prácticas de higiene.
- **c.** la restricción de los tipos de implementos.
- **d.** el estudio de la psicología. ____

22. La clave para evitar trastornos músculo-esqueléticos en la
profesión de barbero es:
- **a.** la terapia de movimiento.
- **b.** un entorno sin estrés.
- **c.** la fisioterapia.
- **d.** la prevención. ____

23. Un microorganismo unicelular con características animales
y vegetales es:
- **a.** un virus.
- **b.** un parásito.
- **c.** una bacteria.
- **d.** un hongo. ____

24. El cuerpo previene y controla las infecciones a través de:
- **a.** las antitoxinas.
- **b.** la piel afectada.
- **c.** los glóbulos rojos.
- **d.** la piel no comprometida. ____

25. Los tejidos que proporcionan suavidad y forma al cuerpo
son los:
- **a.** tejidos epiteliales.
- **b.** tejidos musculares.
- **c.** tejidos nerviosos.
- **d.** tejidos adiposos. ____

26. El período de tiempo que representó el auge de las
barberías estadounidenses fue:
- **a.** la década de 1960.
- **b.** las décadas de 1940 y 1950.
- **c.** las décadas de 1980 y 1990.
- **d.** la década de 1970. ____

27. Una habilidad importante de un barbero para las relaciones
humanas es:
- **a.** la actitud.
- **b.** la emoción.
- **c.** la comunicación.
- **d.** la educación. ____

28. Un virus de transmisión hemática puede vivir en una
    superficie fuera del cuerpo durante períodos prolongados es:
    a. el SIDA.   c. la hepatitis.
    b. el VIH.   d. la tiña.   ____

29. El tipo de motor de las maquinillas eléctricas cuyas cuchillas
    tiran en una dirección es el:
    a. motor universal.   c. motor con eje pivote.
    b. motor rotatorio.   d. motor magnético.   ____

30. Los músculos que se encuentran en los órganos internos
    del cuerpo son:
    a. rayados.   c. no estriados.
    b. voluntarios.   d. estriados.   ____

31. Los colores rojo, blanco y azul en el poste del barbero
    representan:
    a. los cortes de cabellos, las afeitadas, el arreglo de la barba.
    b. la sangre, las venas, las vendas.
    c. las sanguijuelas, la crema de afeitar, las navajas.
    d. la vida, el agua, la porcelana.   ____

32. Las interacciones y relaciones entre dos o más personas se
    denominan colectivamente:
    a. comunicación.   c. relaciones humanas.
    b. entendimiento mutuo.   d. empatía.   ____

33. El SIDA destruye:
    a. el sistema inmunológico   c. el sistema nervioso
       del cuerpo.   del cuerpo.
    b. el sistema cardiovascular   d. el sistema endocrino
       del cuerpo.   del cuerpo.   ____

34. Las cuchillas de las maquinillas están hechas de acero
    al carbono de alta calidad o:
    a. plástico.   c. caucho duro.
    b. cerámica.   d. grafito.   ____

35. Los músculos de la boca que se usan para sonreír son los:
    a. músculos del mentón.   c. músculos bucinadores.
    b. músculos risorios.   d. músculos triangulares
                                      de los labios.   ____

36. Los colonizadores que trajeron barberos-cirujanos a
    América fueron los:
    a. franceses.   c. italianos.
    b. holandeses y suecos.   d. egipcios y griegos.   ____

37. Como barbero, debe ocuparse en mayor medida de:
    a. el arreglo personal   c. las preferencias
       del cliente.   personales del cliente.
    b. los hábitos de higiene   d. la vida personal
       personal del cliente.   del cliente.   ____

38. La esterilización eficaz requiere el uso de:
- **a.** una lámpara térmica.
- **b.** un gabinete de rayos UV.
- **c.** un contenedor en el mostrador.
- **d.** una autoclave. ____

39. La navaja predilecta en la profesión de barbero es la:
- **a.** navaja de seguridad.
- **b.** navaja recta.
- **c.** maquinilla pequeña.
- **d.** cortadora. ____

40. Un ejemplo de articulación inmóvil es:
- **a.** el cráneo.
- **b.** la rodilla.
- **c.** el codo.
- **d.** la cadera. ____

41. Una herramienta de gestión de tiempo que ayuda a priorizar tareas y actividades es:
- **a.** el tiempo de inactividad.
- **b.** la actividad física.
- **c.** el tiempo sin estructurar.
- **d.** una lista de cosas para hacer. ____

42. Los estándares específicos de conducta que se pueden modificar o actualizar con frecuencia son:
- **a.** los estatutos.
- **b.** las reglamentaciones.
- **c.** las leyes.
- **d.** las reglas. ____

43. Una forma de formaldehído que tiene un pH muy alto y puede dañar la piel y los ojos son:
- **a.** las lejías.
- **b.** los compuestos de amonio cuaternario.
- **c.** los destilados de petróleo.
- **d.** los desinfectantes fenólicos. ____

44. El método para la eliminación de cabello suelto que ya no se considera seguro e higiénico es:
- **a.** la toalla de papel.
- **b.** la brocha para remover el cabello.
- **c.** el sistema de succión.
- **d.** la banda de papel para el cuello. ____

45. La inflamación dolorosa del área de la muñeca puede ser causada por:
- **a.** mantener la muñeca extendida.
- **b.** estar de pie mucho tiempo.
- **c.** el calor.
- **d.** movimientos repetitivos. ____

46. La cantidad de horas de sueño recomendada por los profesionales médicos es de:
- **a.** 8 a 9.
- **b.** 7 a 8.
- **c.** 6 a 7.
- **d.** 5 a 6. ____

47. La desinfección no es eficaz contra:
- **a.** las esporas bacterianas.
- **b.** los mohos.
- **c.** los virus.
- **d.** las bacterias. ____

48. Ejemplos de cancerígenos conocidos son:
    a. las lejías.
    b. los destilados.
    c. los fenólicos.
    d. quats (compuestos cuaternarios).   ____

49. La toalla que usa para una envoltura con toalla debe ser:
    a. la brocha para remover el cabello.
    b. la toalla para peinado.
    c. la toalla prevaporizada.
    d. tela de toalla 100 por ciento algodón.   ____

50. El sistema del cuerpo que ayuda a regular la temperatura corporal es el:
    a. sistema nervioso.
    b. sistema circulatorio.
    c. sistema integumentario.
    d. sistema linfático/inmunitario.   ____

51. El polo negativo o positivo de una corriente eléctrica está indicado por la:
    a. modalidad.
    b. polaridad.
    c. elasticidad.
    d. actividad.   ____

52. La capa más externa del cabello es:
    a. la corteza.
    b. la médula.
    c. la cutícula.
    d. el folículo.   ____

53. El efecto inmediato del masaje se nota primero:
    a. en los músculos.
    b. en los folículos pilosos.
    c. en la circulación de la sangre.
    d. en la piel.   ____

54. Un flujo insuficiente de sebo de las glándulas sebáceas causa:
    a. piel mixta.
    b. piel grasa.
    c. piel normal.
    d. piel seca.   ____

55. El bazo forma parte del:
    a. sistema circulatorio.
    b. sistema reproductor.
    c. sistema endocrino.
    d. sistema linfático/inmunitario.   ____

56. Una lesión primaria que no necesita la derivación a un médico es:
    a. un melanoma maligno.
    b. una pústula.
    c. una pápula.
    d. un quiste.   ____

57. Los enlaces de bisulfuro se pueden romper con:
a. el pH.
b. el calor.
c. los alisadores químicos.
d. el agua. ____

58. Para ayudar a suavizar la acumulación de folículos, debe usar:
a. el cepillado.
b. una máquina galvánica.
c. vapor.
d. una corriente de alta frecuencia. ____

59. La piel alipídica también se conoce como:
a. piel seca.
b. piel mixta.
c. piel normal.
d. piel grasa. ____

60. El nervio que envía impulsos a la parte superior del rostro es el:
a. nervio oftálmico.
b. nervio maxilar.
c. nervio infratroclear.
d. nervio mandibular. ____

61. Las manos o los labios severamente agrietados o partidos son ejemplos de:
a. queloides.
b. úlceras.
c. fisuras.
d. costras. ____

62. El color natural del cabello es el resultado de:
a. enlaces cruzados químicos.
b. elementos COHNS.
c. aminoácidos.
d. pigmento de melanina. ____

63. Las acciones principales de la corriente de alta frecuencia son la térmica y la:
a. tónica.
b. terapéutica.
c. sistemática.
d. antiséptica. ____

64. Un procedimiento estándar al preparar la barba para una afeitada es aplicar:
a. astringentes.
b. tonificantes.
c. toallas calientes.
d. refrescantes. ____

65. El sistema del cuerpo que transmite el código genético de una generación a otra es el:
a. sistema integumentario.
b. sistema endocrino.
c. sistema reproductor.
d. sistema linfático/inmunitario. ____

66. Una excoriación puede ser causada por:
a. la psoriasis.
b. una reparación posoperatoria.
c. la varicela.
d. morderse las uñas. ____

67. Los patrones de ondulación naturales del cabello se deben a:
    a. la edad.
    b. la genética.
    c. pigmento de melanina.
    d. cambios hormonales. _____

68. El tejido de la piel se puede destruir con la exposición excesiva a:
    a. soluciones astringentes.
    b. microcristales.
    c. rayos ultravioleta.
    d. productos de pH alcalino. _____

69. Al afeitar, estirar demasiado la piel puede causar:
    a. vellos encarnados.
    b. rasguños.
    c. irritación.
    d. cortes. _____

70. Los huesos de los dedos de la mano son:
    a. las falanges.
    b. los huesos temporales.
    c. los huesos parietales.
    d. los metacarpos. _____

71. Un trastorno de las glándulas sudoríparas que puede presentar una amenaza para la vida es:
    a. la anhidrosis.
    b. la miliaria rubra.
    c. la bromidrosis.
    d. la hiperhidrosis. _____

72. La caspa se debe a:
    a. una infección bacteriana aguda arraigada.
    b. un hongo llamado malassezia.
    c. la genética.
    d. un proceso inflamatorio activo. _____

73. Para calentar y relajar la piel sin aumentar la temperatura general del cuerpo, debe usar:
    a. corrientes galvánicas.
    b. rayos infrarrojos.
    c. microcorrientes.
    d. rayos ultravioleta. _____

74. Para estirar o sostener la piel con firmeza durante la afeitada, debe mantener los dedos:
    a. cubiertos con guantes.
    b. secos.
    c. húmedos.
    d. empolvados. _____

75. Los vasos sanguíneos que llevan los nutrientes hacia las células y recogen los desechos se denominan:
    a. capilares.
    b. arterias.
    c. arteriolas.
    d. vénulas. _____

76. La transpiración con olor fétido puede ser causada por:
    a. la miliaria rubra.
    b. la anhidrosis.
    c. la bromidrosis.
    d. la hiperhidrosis. _____

77. La cantidad de cabellos de la cabeza varía según:
    a. la porosidad del cabello.
    b. la elasticidad del cabello.
    c. el color del cabello.
    d. la aspereza del cabello. _____

78. Para desincrustar, se aplica en la superficie de la piel una solución:
  a. astringente.
  b. básica.
  c. soluble en agua que contiene iones.
  d. a base de ácidos. ____

79. Para establecer líneas y contornos de diseño proporcionales, debe usar:
  a. divisiones.
  b. puntos de referencia.
  c. guías.
  d. líneas de corte. ____

80. El tipo de músculo que no se encuentra duplicado en ninguna otra parte del cuerpo es el:
  a. músculo rayado.
  b. músculo cardíaco.
  c. músculo estriado.
  d. músculo no estriado. ____

81. Un cambio en la pigmentación de la piel conocido como mancha hepática en adultos mayores se denomina:
  a. leucodermia.
  b. nevus.
  c. lentigo.
  d. cloasma. ____

82. El cabello húmedo tiende a adherirse a:
  a. material sintético.
  b. capas de vinilo.
  c. tela de toalla.
  d. capas de nailon. ____

83. Para producir reacciones químicas e iónicas en la piel, debe usar:
  a. rayos ultravioleta.
  b. corriente Tesla.
  c. corriente galvánica.
  d. una corriente de alta frecuencia. ____

84. La calidad de la superficie de una forma se denomina su:
  a. proporción.
  b. textura del diseño.
  c. valle.
  d. línea de peso. ____

85. Cuando se combina el oxígeno con una sustancia, se dice que la sustancia:
  a. se oxida.
  b. se une.
  c. se combina.
  d. se reduce. ____

86. Si el engrosamiento de un callo se desarrolla hacia adentro, se convierte en:
  a. una mancha.
  b. una verruga.
  c. una cuña.
  d. una lesión rugosa. ____

87. El método de lavado con champú en el que el cliente inclina la cabeza hacia delante sobre el lavatorio o lavabo es el:
  a. método de masaje.
  b. método de cobertura.
  c. método de inclinación.
  d. método de reclinación. ____

88. El tamaño del folículo de la piel grasa es:
    a. más profundo.
    c. más pequeño.
    b. más redondeado.
    d. más grande. _____

89. La línea utilizada para crear diseños de corte de un solo largo, baja elevación o rectos es la:
    a. línea vertical.
    c. línea diagonal.
    b. línea curva.
    d. línea horizontal. _____

90. Los ingredientes de las cremas para el tratamiento de arrugas son hormonas y:
    a. glicerina.
    c. proteína hidrolizada.
    b. almidón.
    d. colágeno. _____

91. Los ojos rosados y la piel sensible a la luz son características de:
    a. hiperpigmentación.
    c. vitíligo
    b. albinismo.
    d. lentigos. _____

92. El quinto nervio craneal se conoce como:
    a. nervio facial.
    c. nervio trigémino.
    b. nervio cervical.
    d. nervio accesorio. _____

93. Las cremas limpiadoras:
    a. evitan que la humedad se evapore.
    b. quitan la suciedad y el maquillaje.
    c. equilibran el pH de la piel.
    d. suavizan la piel. _____

94. Cortar el cabello en la misma dirección en la que crece se denomina corte:
    a. con un movimiento circular.
    c. a contrapelo.
    b. en dirección al crecimiento.
    d. en dirección transversal al crecimiento. _____

95. Para eliminar el vello arrancándolo del folículo, se usa:
    a. un método depilatorio.
    c. un depilador.
    b. una máscara.
    d. una mascarilla. _____

96. Las heridas que no sanan pueden ser un síntoma de:
    a. hipertrofias.
    b. discromías.
    c. cáncer de piel.
    d. trastornos de las glándulas sudoríparas. _____

97. Un resultado beneficioso que se obtiene de un masaje adecuado es que:
    a. aumenta la circulación sanguínea.
    b. se agravan los nervios.
    c. disminuye la circulación sanguínea.
    d. se reducen las fibras musculares. _____

98. Un ejemplo de astringente es:
    a. el hamamélide.
    b. la cera de parafina.
    c. los hidratantes.
    d. los emolientes.   ____

99. La cantidad de tensión utilizada en los cabellos lacios para crear líneas precisas es:
    a. mínima.
    b. máxima.
    c. media.
    d. moderada.   ____

100. El voltio mide:
    a. la presión eléctrica.
    b. la resistencia eléctrica.
    c. la fuerza o velocidad de una corriente eléctrica.
    d. la cantidad de energía eléctrica que se utiliza en un segundo.   ____

101. La técnica de corte utilizada para cabellos muy rizados y más largos que requieren más esculpido es:
    a. con navaja.
    b. del derecho con maquinilla.
    c. del derecho con tijera.
    d. maquinilla sobre peine.   ____

102. El corte que tiene una apariencia suave y texturizada, y se adapta a la forma de la cabeza sin líneas de peso ni esquinas es el:
    a. corte escalonado.
    b. corte en capas uniformes.
    c. corte en capas largas.
    d. corte recto.   ____

103. El resumen por escrito de su formación académica y su experiencia laboral es:
    a. una plantilla.
    b. un currículum vitae.
    c. una carpeta de antecedentes laborales.
    d. una carta de presentación.   ____

104. Las reacciones químicas entre proteínas producen:
    a. enlaces peptídicos.
    b. sustancias alcalinas.
    c. monotioglicolatos de glicerol.
    d. sulfitos de amonio.   ____

105. Para reemplazar el amoníaco, las ondas libres de amoníaco usan:
    a. alcanolaminas.
    b. cisteaminas.
    c. bisulfitos.
    d. mercaptaminas.   ____

106. Un movimiento suave de la navaja con poca presión se usa para el:
    a. cabello grueso.
    b. cabello fino.
    c. cabello de textura media.
    d. cabello áspero.   ____

107. Para fijar un patrón en el cabello que formará la base de un peinado, se usan:
- **a.** rizos con horquillas.
- **b.** rizadores.
- **c.** rulos.
- **d.** envolturas para cabello. _____

108. En su currículum vitae, no debe incluir sus:
- **a.** antecedentes salariales.
- **b.** logros pasados.
- **c.** referencias profesionales.
- **d.** habilidades que dominó en otros trabajos. _____

109. La cisteína es un:
- **a.** agente reductor.
- **b.** aminoácido.
- **c.** álcali.
- **d.** agente oxidante. _____

110. Se deben utilizar productos de ondulación química de fuerza resistente en el:
- **a.** cabello poroso.
- **b.** cabello con menos porosidad.
- **c.** cabello dañado.
- **d.** cabello teñido. _____

111. El corte en que la parte superior de la cresta se ve cuadrada de frente es el:
- **a.** estilo rebajado.
- **b.** chato en la parte superior.
- **c.** corte afilado.
- **d.** corte de precisión. _____

112. Para realizar la ondulación térmica, debe usar:
- **a.** planchas para alisar.
- **b.** peines térmicos calentados.
- **c.** planchas tipo Marcel.
- **d.** secadores. _____

113. En su currículum vitae, comience las afirmaciones sobre sus logros con:
- **a.** palabras calificativas.
- **b.** frases categóricas.
- **c.** verbos de acción.
- **d.** palabras clave. _____

114. La envoltura usada con bigudíes cortos o con cabello corto es la:
- **a.** envoltura simple para las puntas.
- **b.** envoltura doble para las puntas.
- **c.** envoltura plegada.
- **d.** envoltura plana doble. _____

115. Los texturizadores y los secados químicos se realizan con un:
- **a.** alisador de hidróxido de guanidina.
- **b.** alisador de hidróxido de litio.
- **c.** alisador de hidróxido de potasio.
- **d.** alisador de "thio". _____

116. El corte de cabello que se corta con tijeras para crear capas uniformes cortas es el:

a. rebajado de copete.

b. chato en la parte superior.

c. corte César.

d. corte rapado.

_____

117. Una guía para las acciones de la organización, que sienta la base de cómo se crean las estrategias de su empresa se denomina:

a. plan organizacional.

b. plan de marketing.

c. declaración de objetivos.

d. declaración de la misión y la visión.

_____

118. Una consulta con el cliente debe durar:

a. media hora.

b. toda la cita.

c. unos minutos.

d. una hora.

_____

119. Para suavizar la envoltura del cabello de longitud irregular, debe usar:

a. anzuelos.

b. alisadores.

c. acondicionadores.

d. papelillos.

_____

120. Un secado químico quita una parte, pero no la totalidad, de:

a. la elasticidad.

b. el rizo.

c. el cuerpo.

d. la humedad.

_____

121. Para recortar el exceso de cabello en las orejas o alrededor de ellas, puede usar:

a. tijeras.

b. una contorneadora.

c. una navaja recta.

d. una navaja eléctrica.

_____

122. Los insumos que se utilizan en el funcionamiento diario del negocio son:

a. insumos minoristas.

b. insumos de consumo.

c. insumos de mercaderías.

d. insumos de servicio.

_____

123. Si la elasticidad es buena, después de estirarse, el cabello:

a. quedará en ángulo.

b. se rizará.

c. se expandirá.

d. se contraerá.

_____

124. Los bigudíes usados para formar ondas con cuerpo que sirven como soporte para otro peinado son:

a. bigudíes cóncavos.

b. bigudíes grandes y rectos.

c. bigudíes flexibles.

d. bigudíes circulares.

_____

125. Los productos para peinar usados como parte del proceso de acabado de la reestructuración de rizos son:

a. humectantes.

b. acondicionadores.

c. texturizadores.

d. pomadas.

_____

126. Lo que se hizo popular para hombres y mujeres durante las décadas de 1920 y 1930 fue:
a. el peinado apretado.
b. la ondulación con los dedos.
c. el secado con difusor.
d. el trenzado.
_____

127. La mayoría de los salones nuevos comienzan a operar a toda su capacidad en:
a. 3 meses.
b. 6 meses.
c. 2 años.
d. 1 año.
_____

128. El diámetro de una hebra individual de cabello es la medida de la:
a. textura del cabello.
b. elasticidad del cabello.
c. porosidad del cabello.
d. densidad del cabello.
_____

129. La colocación de bigudíes de media base da como resultado:
a. la menor cantidad de volumen.
b. el movimiento medio.
c. un mayor volumen en el área del cuero cabelludo.
d. el movimiento máximo.
_____

130. El cabello húmedo que no vuelve a su longitud original cuando se estira tiene:
a. elasticidad baja.
b. porosidad baja.
c. porosidad alta.
d. elasticidad normal.
_____

131. Durante el siglo XVIII, la sección frontal del cabello se denominaba:
a. club.
b. peluca empolvada.
c. cola.
d. bisoñé.
_____

132. La mejor forma de publicidad para su barbería o sus servicios es:
a. dar artículos promocionales como obsequio.
b. tener clientes satisfechos.
c. publicar en las redes sociales.
d. hacer anuncios televisivos.
_____

133. Para oxidar químicamente el cabello, los productos de aliado de "thio" requieren un:
a. texturizador.
b. activador.
c. neutralizador.
d. hidratante.
_____

134. El patrón de envoltura en el que todos los bigudíes dentro de un panel están ubicados en la misma dirección y son del mismo tamaño es la:
a. envoltura en curvatura.
b. envoltura con herramienta doble (piggyback).
c. envoltura básica.
d. envoltura tipo enladrillado.
_____

135. El pigmento que yace debajo del color natural del cabello es el:
   a. pigmento artificial.
   b. pigmento contribuyente.
   c. pigmento base.
   d. pigmento natural.   ____

136. El cabello de sustitución que puede durar toda la vida si se realiza correctamente es:
   a. regenerado por células.
   b. trasplantado.
   c. sintético.
   d. cubierto.   ____

137. La noche anterior a un examen, debe evitar:
   a. descansar.
   b. elaborar estrategias para dar exámenes.
   c. leer notas.
   d. estudiar de manera intensiva toda la noche.   ____

138. Los alisadores de hidróxido pueden tener un pH de más de:
   a. 13.
   b. 9,6.
   c. 10.
   d. 9.   ____

139. La técnica que aumenta el tamaño del rizo a medida que se acerca a la zona del cuero cabelludo con un rizo más apretado en los extremos es la:
   a. envoltura de permanente "croquignole".
   b. envoltura doble para puntas.
   c. envoltura en espiral.
   d. envoltura plegada.   ____

140. Los colores creados a partir de la mezcla de cantidades iguales de dos colores primarios son los:
   a. cuaternarios.
   b. secundarios.
   c. terciarios.
   d. complementarios.   ____

141. Un medicamento oral para la sustitución de cabello con efectos secundarios potenciales que incluyen el aumento de peso y la pérdida de la función sexual es:
   a. la finasterida.
   b. el loniten.
   c. la rogaina.
   d. el minoxidil.   ____

142. El tiempo promedio que un empleador potencial dedica a mirar su currículum vitae es:
   a. 45 segundos.
   b. 1 minuto.
   c. 20 segundos.
   d. 5 minutos.   ____

143. Cuando las lociones/soluciones para ondular rompen los enlaces de bisulfuro, se produce una:
   a. iantionización.
   b. oxidación.
   c. reducción.
   d. reformación.   ____

144. Las ondas que requieren el uso de una fuente de calor externa para activar las reacciones químicas y el procesamiento son:

a. exotérmicas.

b. frías.

c. con acidez balanceada.

d. endotérmicas. ____

145. Una coloración no oxidante que se destiñe o decolora en pocas semanas se considera:

a. temporal.

b. semipermanente de larga duración.

c. permanente.

d. semipermanente. ____

146. Un servicio que se puede ofrecer en la barbería es:

a. reducción del cuero cabelludo.

b. trasplante capilar.

c. cirugía con trasplante de tejido.

d. terapia láser de baja intensidad. ____

147. Las habilidades que se dominan en otros trabajos y se pueden utilizar en un nuevo cargo son:

a. habilidades transferibles.

b. habilidades académicas.

c. habilidades para dar exámenes.

d. habilidades para la carrera profesional. ____

148. Los productos de textura química que rompen los enlaces químicos, y suavizan y expanden el cabello son:

a. sustancias ácidas.

b. sustancias alcalinas.

c. alcanolaminas.

d. mercaptaminas. ____

149. Una formación de ondulación floja o débil, con crestas indefinidas dentro del patrón en forma de S, es el resultado de:

a. procesamiento excesivo.

b. procesamiento insuficiente.

c. reacondicionado.

d. procesamiento más rápido. ____

150. El cabello que absorbe el color base del tonificante es/está:

a. demasiado aclarado.

b. gris.

c. poco aclarado.

d. preaclarado. ____

Capítulo 1 HISTORIA DE LA BARBERÍA

1. a	pág. 06	OA1	8. a	pág. 12	OA2	15. c	pág. 15	OA3
2. c	pág. 07	OA1	9. b	pág. 12	OA2	16. b	pág. 16	OA4
3. d	pág. 08	OA1	10. b	pág. 12	OA2	17. a	pág. 16	OA4
4. a	pág. 09	OA1	11. d	pág. 14	OA3	18. d	pág. 17	OA4
5. b	pág. 10	OA1	12. c	pág. 15	OA3	19. a	pág. 16	OA4
6. b	pág. 11	OA2	13. a	pág. 15	OA3	20. d	pág. 17	OA4
7. c	pág. 11	OA2	14. a	pág. 15	OA3			

Capítulo 2 HABILIDADES VITALES

1. a	pág. 24	OA1	8. a	pág. 28	OA4	15. d	pág. 35	OA7
2. a	pág. 24	OA1	9. d	pág. 30	OA5	16. b	pág. 35	OA7
3. c	pág. 26	OA2	10. b	pág. 31	OA5	17. a	pág. 36	OA7
4. c	pág. 25	OA2	11. d	pág. 31	OA5	18. c	pág. 36	OA8
5. b	pág. 27	OA3	12. a	pág. 32	OA6	19. d	pág. 36	OA8
6. a	pág. 27	OA3	13. b	pág. 34	OA6			
7. c	pág. 29	OA4	14. c	pág. 32	OA6			

Capítulo 3 LA IMAGEN PROFESIONAL

1. c	pág. 42	OA1	13. d	pág. 45	OA3	25. b	pág. 50	OA4
2. a	pág. 42	OA1	14. b	pág. 45	OA3	26. b	pág. 49	OA4
3. c	pág. 41	OA1	15. d	pág. 46	OA3	27. d	pág. 47	OA4
4. b	pág. 41	OA1	16. a	pág. 46	OA3	28. c	pág. 49	OA4
5. b	pág. 41	OA1	17. b	pág. 45	OA3	29. a	pág. 47	OA4
6. b	pág. 42	OA2	18. c	pág. 44	OA3	30. b	pág. 48	OA4
7. d	pág. 43	OA2	19. a	pág. 45	OA3	31. c	pág. 47	OA4
8. c	pág. 42	OA2	20. b	pág. 45	OA3	32. d	pág. 48	OA4
9. a	pág. 42	OA2	21. d	pág. 45	OA3	33. b	pág. 48	OA4
10. c	pág. 43	OA2	22. c	pág. 46	OA3	34. c	pág. 50	OA4
11. a	pág. 44	OA3	23. b	pág. 48	OA4	35. a	pág. 50	OA4
12. c	pág. 45	OA3	24. a	pág. 48	OA4	36. c	pág. 48	OA4

Capítulo 4 CONTROL DE INFECCIONES: PRINCIPIOS Y PRÁCTICAS

1. b	pág. 57	OA1	10. d	pág. 60	OA1	19. a	pág. 66	OA2
2. c	pág. 59	OA1	11. a	pág. 63	OA2	20. c	pág. 63	OA2
3. a	pág. 58	OA1	12. b	pág. 64	OA2	21. b	pág. 67	OA2
4. d	pág. 62	OA1	13. c	pág. 65	OA2	22. d	pág. 67	OA2
5. c	pág. 62	OA1	14. b	pág. 65	OA2	23. c	pág. 67	OA2
6. d	pág. 60	OA1	15. a	pág. 65	OA2	24. a	pág. 66	OA2
7. b	pág. 62	OA1	16. d	pág. 63	OA2	25. a	pág. 67	OA2
8. a	pág. 60	OA1	17. c	pág. 63	OA2	26. c	pág. 67	OA2
9. c	pág. 58	OA1	18. b	pág. 66	OA2	27. d	pág. 69	OA2

28. b	pág. 69	OA2	48. d	pág. 77	OA5	68. b	pág. 84	OA7
29. a	pág. 67	OA2	49. c	pág. 77	OA5	69. a	pág. 85	OA8
30. d	pág. 68	OA2	50. d	pág. 79	OA5	70. c	pág. 85	OA8
31. b	pág. 69	OA3	51. b	pág. 79	OA5	71. a	pág. 86	OA5
32. d	pág. 69	OA3	52. a	pág. 79	OA5	72. c	pág. 87	OA5
33. c	pág. 69	OA3	53. c	pág. 79	OA5	73. d	pág. 89	OA5
34. a	pág. 70	OA3	54. d	pág. 78	OA5	74. b	pág. 97	OA6
35. c	pág. 70	OA3	55. a	pág. 76	OA5	75. b	pág. 96	OA6
36. d	pág. 70	OA3	56. c	pág. 80	OA6	76. c	pág. 91	OA5
37. b	pág. 72	OA4	57. b	pág. 80	OA6	77. a	pág. 92	OA5
38. a	pág. 73	OA4	58. a	pág. 79	OA5	78. d	pág. 86	OA5
39. d	pág. 72	OA4	59. d	pág. 80	OA6	79. a	pág. 62	OA2
40. c	pág. 72	OA4	60. c	pág. 95	OA6	80. c	pág. 65	OA2
41. b	pág. 74	OA5	61. a	pág. 97	OA6	81. b	pág. 71	OA2
42. a	pág. 76	OA5	62. d	pág. 81	OA7	82. d	pág. 71	OA2
43. c	pág. 75	OA5	63. c	pág. 81	OA7	83. c	pág. 72	OA4
44. d	pág. 75	OA5	64. b	pág. 81	OA7	84. a	pág. 58	OA1
45. a	pág. 76	OA5	65. a	pág. 81	OA7	85. b	pág. 60	OA1
46. b	pág. 75	OA5	66. c	pág. 82	OA7	86. d	pág. 67	OA2
47. c	pág. 75	OA5	67. d	pág. 83	OA7	87. a	pág. 71	OA2

Capítulo 5   IMPLEMENTOS, HERRAMIENTAS Y EQUIPO

1. d	pág. 105	OA1	18. a	pág. 113	OA5	35. c	pág. 120	OA12
2. b	pág. 105	OA1	19. d	pág. 113	OA6	36. c	pág. 121	OA13
3. a	pág. 105	OA2	20. b	pág. 113	OA6	37. d	pág. 121	OA13
4. c	pág. 106	OA2	21. d	pág. 114	OA7	38. c	pág. 123	OA14
5. d	pág. 106	OA2	22. c	pág. 115	OA7	39. b	pág. 124	OA14
6. a	pág. 108	OA2	23. a	pág. 116	OA8	40. a	pág. 125	OA15
7. c	pág. 105	OA2	24. d	pág. 116	OA8	41. d	pág. 126	OA15
8. b	pág. 109	OA3	25. b	pág. 117	OA8	42. c	pág. 126	OA16
9. d	pág. 108	OA3	26. a	pág. 117	OA8	43. b	pág. 127	OA16
10. a	pág. 110	OA4	27. c	pág. 117	OA9	44. a	pág. 129	OA16
11. c	pág. 109	OA4	28. d	pág. 118	OA9	45. d	pág. 130	OA16
12. c	pág. 110	OA4	29. b	pág. 119	OA10	46. c	pág. 132	OA16
13. a	pág. 111	OA4	30. a	pág. 119	OA10	47. b	pág. 132	OA17
14. b	pág. 112	OA4	31. c	pág. 119	OA11	48. a	pág. 132	OA17
15. d	pág. 110	OA4	32. a	pág. 120	OA11	49. d	pág. 136	OA18
16. c	pág. 112	OA5	33. d	pág. 120	OA12	50. c	pág. 136	OA18
17. b	pág. 112	OA5	34. a	pág. 120	OA12			

Capítulo 6 ANATOMÍA Y FISIOLOGÍA GENERAL

1. b	pág. 144	OA1	23. a	pág. 152	OA5	45. a	pág. 158	OA5
2. d	pág. 144	OA1	24. d	pág. 152	OA5	46. b	pág. 159	OA5
3. c	pág. 145	OA1	25. c	pág. 154	OA5	47. c	pág. 167	OA5
4. d	pág. 145	OA2	26. b	pág. 154	OA5	48. d	pág. 166	OA:
5. a	pág. 145	OA2	27. a	pág. 155	OA:	49. a	pág. 165	OA5
6. c	pág. 146	OA2	28. d	pág. 156	OA5	50. b	pág. 157	OA5
7. b	pág. 145	OA2	29. c	pág. 156	OA5	51. c	pág. 158	OA5
8. d	pág. 147	OA3	30. b	pág. 151	OA5	52. d	pág. 165	OA5
9. c	pág. 147	OA3	31. a	pág. 149	OA5	53. c	pág. 149	OA5
10. b	pág. 147	OA3	32. d	pág. 150	OA5	54. a	pág. 151	OA5
11. d	pág. 147	OA3	33. c	pág. 165	OA5	55. b	pág. 151	OA5
12. b	pág. 147	OA3	34. a	pág. 167	OA5	56. c	pág. 165	OA5
13. c	pág. 147	OA4	35. b	pág. 161	OA5	57. d	pág. 164	OA5
14. c	pág. 147	OA4	36. c	pág. 166	OA5	58. b	pág. 162	OA5
15. a	pág. 148	OA5	37. a	pág. 165	OA5	59. a	pág. 161	OA5
16. c	pág. 149	OA5	38. d	pág. 165	OA5	60. b	pág. 161	OA5
17. b	pág. 150	OA5	39. b	pág. 160	OA5	61. d	pág. 160	OA5
18. d	pág. 149	OA5	40. a	pág. 161	OA5	62. c	pág. 158	OA5
19. a	pág. 151	OA5	41. c	pág. 162	OA5	63. b	pág. 151	OA5
20. c	pág. 151	OA5	42. a	pág. 157	OA5	64. d	pág. 150	OA5
21. d	pág. 151	OA5	43. c	pág. 157	OA5	65. b	pág. 158	OA5
22. b	pág. 150	OA5	44. d	pág. 157	OA5			

Capítulo 7 CONCEPTOS BÁSICOS DE QUÍMICA

1. c	pág. 179	OA1	17. d	pág. 182	OA4	33. b	pág. 188	OA6
2. a	pág. 179	OA1	18. a	pág. 182	OA4	34. d	pág. 188	OA7
3. b	pág. 179	OA1	19. c	pág. 182	OA4	35. b	pág. 189	OA7
4. d	pág. 179	OA1	20. a	pág. 183	OA4	36. c	pág. 190	OA7
5. c	pág. 179	OA2	21. b	pág. 183	OA3	37. c	pág. 192	OA8
6. b	pág. 179	OA2	22. d	pág. 184	OA3	38. a	pág. 193	OA8
7. d	pág. 180	OA2	23. b	pág. 184	OA3	39. b	pág. 193	OA8
8. a	pág. 181	OA2	24. c	pág. 185	OA5	40. c	pág. 194	OA9
9. d	pág. 180	OA2	25. a	pág. 186	OA5	41. d	pág. 195	OA9
10. c	pág. 180	OA2	26. d	pág. 187	OA5	42. b	pág. 196	OA10
11. a	pág. 181	OA3	27. b	pág. 186	OA5	43. a	pág. 195	OA10
12. c	pág. 181	OA3	28. a	pág. 185	OA5	44. c	pág. 198	OA10
13. b	pág. 181	OA3	29. c	pág. 188	OA6	45. a	pág. 199	OA10
14. d	pág. 182	OA3	30. d	pág. 188	OA6	46. d	pág. 199	OA10
15. c	pág. 182	OA3	31. c	pág. 188	OA6	47. c	pág. 197	OA10
16. b	pág. 182	OA4	32. a	pág. 188	OA6	48. b	pág. 198	OA10

Capítulo 8   CONCEPTOS BÁSICOS DE ELECTRICIDAD

1. b	pág.206	OA:NA	11. a	pág. 209	OA3	21. a	pág. 214	OA5
2. c	pág. 207	OA2	12. d	pág. 209	OA3	22. c	pág. 215	OA5
3. a	pág. 206	OA1	13. c	pág. 211	OA3	23. a	pág. 214	OA5
4. d	pág. 206	OA1	14. d	pág. 211	OA3	24. b	pág. 214	OA5
5. b	pág. 206	OA1	15. b	pág. 211	OA4	25. d	pág. 215	OA5
6. c	pág. 208	OA2	16. d	pág. 212	OA4	26. c	pág. 216	OA6
7. d	pág. 207	OA2	17. a	pág. 212	OA4	27. a	pág. 217	OA6
8. a	pág. 208	OA2	18. c	pág. 212	OA4	28. b	pág. 217	OA6
9. b	pág. 209	OA2	19. d	pág. 213	OA4	29. d	pág. 216	OA6
10. c	pág. 209	OA3	20. c	pág. 213	OA4	30. c	pág. 217	OA6

Capítulo 9   LA PIEL: ESTRUCTURAS, TRASTORNOS
              Y ENFERMEDADES

1. b	pág. 222	OA1	24. c	pág. 233	OA3	46. d	pág. 238	OA7
2. c	pág. 223	OA1	25. d	pág. 232	OA3	47. b	pág. 239	OA7
3. d	pág. 223	OA1	26. b	pág. 233	OA3	48. a	pág. 239	OA7
4. a	pág. 224	OA1	27. a	pág. 230	OA3	49. c	pág. 238	OA7
5. c	pág. 225	OA1	28. b	pág. 233	OA3	50. b	pág. 239	OA7
6. d	pág. 228	OA1	29. c	pág. 236,	OA4	51. a	pág. 239	OA8
7. c	pág. 225	OA1		237		52. c	pág. 239	OA8
8. a	pág. 225	OA1	30. a	pág. 236	OA4	53. d	pág. 240	OA8
9. b	pág. 225	OA1	31. b	pág. 237	OA4	54. b	pág. 240	OA:NA
10. a	pág. 226	OA1	32. d	pág. 236	OA4	55. c	pág. 240	OA:NA
11. c	pág. 226	OA1	33. c	pág. 236	OA4	56. b	pág. 240	OA8
12. d	pág. 226	OA1	34. d	pág. 235	OA5	57. a	pág. 239	OA8
13. b	pág. 227	OA1	35. b	pág. 234	OA5	58. d	pág. 239	OA8
14. a	pág. 228	OA2	36. a	pág. 236	OA5	59. a	pág. 239	OA8
15. d	pág. 229	OA2	37. c	pág. 236	OA5	60. b	pág. 240	OA:NA
16. c	pág. 229	OA2	38. d	pág. 236	OA5	61. c	pág. 240	OA:NA
17. b	pág. 229	OA2	39. b	pág. 238	OA6	62. a	pág. 238	OA7
18. c	pág. 228	OA2	40. a	pág. 238	OA6	63. d	pág. 238	OA6
19. d	pág. 232	OA3	41. c	pág. 238	OA6	64. b	pág. 238	OA6
20. a	pág. 230	OA3	42. d	pág. 238	OA6	65. a	pág. 237	OA8
21. b	pág. 230	OA3	43. a	pág. 238	OA6	66. c	pág. 237	OA8
22. c	pág. 232	OA3	44. b	pág. 238	OA6			
23. a	pág. 231	OA3	45. c	pág. 238	OA7			

Capítulo 10   PROPIEDADES Y TRASTORNOS DEL CABELLO
               Y EL CUERO CABELLUDO

1. b	pág. 248	OA1	6. c	pág. 249	OA2	12. d	pág. 250	OA3
2. a	pág. 249	OA1	7. b	pág. 250	OA2	13. a	pág. 251	OA3
3. a	pág. 249	OA1	8. a	pág. 250	OA2	14. c	pág. 252	OA3
4. c	pág. 249	OA1	9. d	pág. 250	OA2	15. a	pág. 252	OA3
5. d	pág. 248,	OA1	10. b	pág. 250	OA2	16. c	pág. 252	OA3
	249		11. c	pág. 250	OA3	17. d	pág. 253	OA3

18. b	pág. 253	OA3	35. b	pág. 259	OA5	51. a	pág. 265	OA8
19. a	pág. 255	OA3	36. a	pág. 260	OA6	52. d	pág. 264	OA8
20. d	pág. 253	OA3	37. c	pág. 260	OA6	53. d	pág. 266	OA9
21. a	pág. 256	OA4	38. d	pág. 260	OA7	54. b	pág. 266	OA9
22. c	pág. 257	OA4	39. b	pág. 261	OA7	55. c	pág. 267	OA9
23. d	pág. 255	OA4	40. b	pág. 261	OA7	56. a	pág. 267	OA9
24. b	pág. 255	OA4	41. d	pág. 261	OA7	57. b	pág. 268	OA9
25. b	pág. 260	OA4	42. c	pág. 262	OA8	58. d	pág. 267	OA9
26. c	pág. 257	OA4	43. a	pág. 263	OA8	59. a	pág. 265	OA9
27. a	pág. 257	OA4	44. c	pág. 262	OA8	60. c	pág. 266	OA9
28. d	pág. 256	OA4	45. b	pág. 263	OA8	61. b	pág. 267	OA9
29. b	pág. 256	OA4	46. d	pág. 264,	OA8	62. c	pág. 266	OA9
30. c	pág. 257	OA4		265		63. a	pág. 268	OA9
31. a	pág. 258	OA5	47. a	pág. 264	OA8	64. d	pág. 268	OA9
32. c	pág. 258	OA5	48. c	pág. 264	OA8	65. c	pág. 268	OA9
33. d	pág. 258	OA5	49. b	pág. 261	OA8	66. b	pág. 267	OA9
34. a	pág. 258	OA5	50. c	pág. 264	OA8	67. a	pág. 268	OA9

Capítulo 11 TRATAMIENTOS DEL CABELLO Y EL CUERO CABELLUDO

1. d	pág. 276	OA1	11. d	pág. 279	OA4	20. c	pág. 281	OA6
2. a	pág. 276	OA1	12. b	pág. 279	OA4	21. a	pág. 282	OA7
3. b	pág. 277	OA2	13. c	pág. 279	OA5	22. d	pág. 283	OA7
4. b	pág. 277	OA2	14. b	pág. 279	OA5	23. a	pág. 282	OA7
5. d	pág. 277	OA2	15. a	pág. 280	OA5	24. b	pág. 284	OA7
6. c	pág. 277	OA2	16. d	pág. 281	OA6	25. c	pág. 284	OA8
7. b	pág. 278	OA3	17. c	pág. 280,	OA6	26. d	pág. 285	OA8
8. a	pág. 278	OA3		281		27. b	pág. 284	OA8
9. c	pág. 279	OA3	18. a	pág. 280	OA6	28. d	pág. 294	OA8
10. a	pág. 278	OA3	19. b	pág. 281	OA6			

Capítulo 12 MASAJES Y TRATAMIENTOS FACIALES PARA HOMBRES

1. c	pág. 305	OA1	15. c	pág. 308	OA4	29. c	pág. 311,	OA7
2. d	pág. 305	OA1	16. d	pág. 308	OA4		312	
3. b	pág. 308	OA2	17. b	pág. 308	OA4	30. d	pág. 312	OA7
4. a	pág. 307	OA2	18. b	pág. 309	OA5	31. a	pág. 310	OA6
5. c	pág. 308	OA1	19. c	pág. 309	OA5	32. b	pág. 310	OA6
6. d	pág. 307	OA2	20. a	pág. 309	OA5	33. c	pág. 310	OA6
7. b	pág. 307	OA2	21. c	pág. 311	OA7	34. d	pág. 311	OA6
8. a	pág. 307	OA2	22. b	pág. 312	OA7	35. d	pág. 309	OA6
9. c	pág. 308	OA2	23. a	pág. 312	OA7	36. c	pág. 310	OA6
10. b	pág. 308	OA3	24. d	pág. 311	OA7	37. b	pág. 312	OA6
11. a	pág. 308	OA3	25. c	pág. 312	OA7	38. a	pág. 313	OA6
12. c	pág. 308	OA3	26. b	pág. 312	OA7	39. c	pág. 314	OA8
13. d	pág. 308	OA4	27. a	pág. 311	OA7	40. d	pág. 315	OA8
14. b	pág. 308	OA4	28. d	pág. 312	OA7	41. c	pág. 318	OA8

42. b	pág. 318	OA8	54. b	pág. 318	OA8	66. b	pág. 321	OA9
43. a	pág. 317	OA8	55. c	pág. 318	OA8	67. a	pág. 321	OA9
44. d	pág. 317	OA8	56. d	pág. 320	OA9	68. d	pág. 322	OA9
45. c	pág. 314	OA8	57. c	pág. 321	OA9	69. c	pág. 322	OA9
46. b	pág. 317	OA8	58. b	pág. 322	OA9	70. c	pág. 323	OA9
47. a	pág. 317	OA8	59. a	pág. 322	OA9	71. b	pág. 323	OA9
48. d	pág. 315	OA8	60. d	pág. 325	OA9	72. a	pág. 323	OA9
49. c	pág. 315	OA8	61. c	pág. 325	OA9	73. c	pág. 325	OA9
50. c	pág. 318	OA8	62. d	pág. 323	OA9	74. d	pág. 320	OA9
51. c	pág. 316	OA8	63. b	pág. 323	OA9	75. a	pág. 320	OA9
52. d	pág. 314	OA8	64. a	pág. 322	OA9	76. c	pág. 325	OA9
53. a	pág. 318	OA8	65. c	pág. 322	OA9			

Capítulo 13   AFEITADA Y DISEÑO DEL VELLO DEL ROSTRO

1. b	pág. 339	OA1	16. b	pág. 345	OA3	32. c	pág. 348	OA3
2. c	pág. 338, 339	OA1	17. d	pág. 348	OA3	33. d	pág. 348	OA3
			18. c	pág. 348	OA3	34. a	pág. 348	OA3
3. a	pág. 339	OA1	19. a	pág. 349	OA3	35. c	pág. 349	OA3
4. d	pág. 340	OA1	20. d	pág. 349	OA3	36. b	pág. 349	OA3
5. c	pág. 339	OA1	21. b	pág. 350	OA4	37. d	pág. 351	OA4
6. b	pág. 339	OA1	22. c	pág. 351	OA4	38. c	pág. 349	OA3
7. a	pág. 339	OA1	23. b	pág. 343	OA3	39. b	pág. 348	OA3
8. d	pág. 339	OA1	24. a	pág. 342	OA3	40. a	pág. 348	OA3
9. c	pág. 339	OA1	25. c	pág. 343	OA3	41. c	pág. 352	OA5
10. b	pág. 340	OA1	26. d	pág. 370	OA3	42. b	pág. 352	OA5
11. c	pág. 340	OA2	27. a	pág. 347	OA3	43. d	pág. 352	OA5
12. d	pág. 340	OA2	28. c	pág. 352	OA5	44. c	pág. 352	OA5
13. a	pág. 340	OA2	29. b	pág. 342	OA3	45. b	pág. 352	OA5
14. b	pág. 342	OA2	30. a	pág. 343	OA3	46. a	pág. 352	OA5
15. c	pág. 342	OA2	31. b	pág. 347	OA3			

Capítulo 14   CORTE DE CABELLO Y PEINADO PARA HOMBRES

1. b	pág. 385	OA1	15. a	pág. 393	OA3	29. d	pág. 400	OA6
2. d	pág. 385	OA1	16. b	pág. 393	OA3	30. a	pág. 400	OA6
3. c	pág. 386	OA1	17. d	pág. 394	OA4	31. c	pág. 398	OA6
4. a	pág. 388	OA2	18. c	pág. 393	OA4	32. b	pág. 401	OA6
5. c	pág. 389	OA2	19. a	pág. 394	OA4	33. d	pág. 401	OA6
6. b	pág. 389	OA2	20. c	pág. 395	OA5	34. a	pág. 401	OA6
7. d	pág. 388	OA2	21. b	pág. 397	OA5	35. b	pág. 402	OA6
8. a	pág. 390	OA2	22. d	pág. 395	OA5	36. d	pág. 403	OA7
9. c	pág. 390	OA2	23. a	pág. 396	OA5	37. c	pág. 403	OA7
10. d	pág. 390	OA2	24. c	pág. 396	OA5	38. a	pág. 404	OA7
11. c	pág. 391	OA2	25. d	pág. 395	OA5	39. b	pág. 406	OA7
12. d	pág. 388	OA2	26. a	pág. 397	OA6	40. d	pág. 408	OA7
13. a	pág. 388	OA2	27. b	pág. 398	OA6	41. a	pág. 409	OA7
14. b	pág. 393	OA3	28. c	pág. 398	OA6	42. b	pág. 409	OA7

43. c	pág. 409	OA7	52. c	pág. 416	OA9	61. a	pág. 418	OA10
44. d	pág. 403	OA7	53. a	pág. 416	OA9	62. c	pág. 418	OA10
45. c	pág. 403	OA7	54. b	pág. 416	OA9	63. b	pág. 418	OA10
46. b	pág. 412	OA8	55. c	pág. 416	OA9	64. d	pág. 408	OA11
47. a	pág. 414	OA8	56. b	pág. 418	OA10	65. d	pág. 421	OA11
48. d	pág. 412	OA8	57. a	pág. 420	OA10	66. c	pág. 416	OA11
49. c	pág. 414	OA8	58. d	pág. 417	OA10	67. a	pág. 421	OA11
50. b	pág. 413	OA8	59. c	pág. 420	OA10	68. b	pág. 409	OA11
51. d	pág. 416	OA9	60. a	pág. 421	OA10			

Capítulo 15 SUSTITUCIÓN DEL CABELLO PARA HOMBRES

1. b	pág. 494	OA1	10. d	pág. 498	OA4	19. a	pág. 505	OA7
2. a	pág. 494	OA1	11. c	pág. 499	OA5	20. b	pág. 504	OA7
3. c	pág. 495	OA2	12. b	pág. 500	OA5	21. d	pág. 505	OA8
4. b	pág. 495	OA2	13. a	pág. 499	OA5	22. c	pág. 506	OA8
5. a	pág. 496	OA3	14. d	pág. 500	OA6	23. b	pág. 507	OA8
6. d	pág. 496	OA3	15. a	pág. 501	OA6	24. c	pág. 506	OA8
7. c	pág. 497	OA3	16. c	pág. 496	OA6	25. d	pág. 507	OA9
8. b	pág. 498	OA4	17. b	pág. 502	OA7	26. b	pág. 508	OA9
9. a	pág. 498	OA4	18. d	pág. 504	OA7	27. c	pág. 507	OA9

Capítulo 16 CORTE DE CABELLO Y PEINADO PARA MUJERES

1. a	pág. 531	OA1	10. b	pág. 538	OA4	19. c	pág. 553	OA7
2. b	pág. 531	OA1	11. a	pág. 537	OA4	20. b	pág. 557	OA8
3. c	pág. 532	OA2	12. c	pág. 540	OA5	21. d	pág. 557	OA8
4. b	pág. 533	OA2	13. d	pág. 541	OA5	22. a	pág. 561	OA9
5. b	pág. 534	OA2	14. b	pág. 540	OA5	23. b	pág. 564	OA9
6. c	pág. 534	OA2	15. c	pág. 541	OA5	24. c	pág. 563	OA9
7. a	pág. 536	OA3	16. d	pág. 547	OA6	25. a	pág. 559	OA9
8. c	pág. 536	OA3	17. a	pág. 547	OA6			
9. d	pág. 538	OA4	18. b	pág. 552	OA7			

Capítulo 17 SERVICIOS DE TEXTURA QUÍMICA

1. b	pág. 579	OA1	24. b	pág. 589	OA6	48. a	pág. 596	OA7
2. c	pág. 579	OA1	25. a	pág. 592	OA6	49. a	pág. 597	OA7
3. d	pág. 578,	OA1	26. c	pág. 589	OA6	50. b	pág. 598	OA7
	579		27. d	pág. 589	OA6	51. c	pág. 606	OA8
4. a	pág. 580	OA2	28. b	pág. 589	OA6	52. d	pág. 606	OA8
5. a	pág. 580	OA2	29. b	pág. 589	OA6	53. b	pág. 606	OA8
6. a	pág. 579	OA2	30. a	pág. 589	OA6	54. a	pág. 607	OA9
7. d	pág. 582	OA3	31. c	pág. 593	OA7	55. d	pág. 606	OA9
8. b	pág. 583	OA3	32. b	pág. 593	OA7	56. b	pág. 607	OA10
9. c	pág. 583	OA3	33. b	pág. 593	OA7	57. c	pág. 608	OA10
10. a	pág. 583	OA3	34. a	pág. 594	OA7	58. d	pág. 609	OA11
11. d	pág. 582	OA3	35. c	pág. 594	OA7	59. a	pág. 609	OA11
12. b	pág. 585	OA4	36. d	pág. 594	OA7	60. c	pág. 609	OA11
13. c	pág. 587	OA5	37. b	pág. 595	OA7	61. b	pág. 609	OA11
14. d	pág. 587	OA5	38. a	pág. 595	OA7	62. d	pág. 609	OA11
15. c	pág. 587	OA5	39. c	pág. 595	OA7	63. b	pág. 610	OA12
16. b	pág. 586	OA4	40. d	pág. 595	OA7	64. a	pág. 610	OA12
17. d	pág. 587	OA5	41. c	pág. 592	OA7	65. c	pág. 611	OA12
18. a	pág. 585	OA5	42. d	pág. 595	OA7	66. d	pág. 610	OA12
19. d	pág. 585	OA5	43. b	pág. 593	OA7	67. d	pág. 610	OA12
20. b	pág. 586	OA5	44. a	pág. 594	OA7	68. b	pág. 610	OA12
21. c	pág. 588	OA6	45. c	pág. 596	OA7	69. d	pág. 610	OA12
22. a	pág. 589	OA6	46. d	pág. 596	OA7	70. c	pág. 611	OA12
23. d	pág. 588	OA6	47. b	pág. 600	OA7			

Capítulo 18 COLORACIÓN Y ACLARADO DEL CABELLO

1. a	pág. 643	OA1	17. d	pág. 646	OA2	33. b	pág. 660	OA4
2. c	pág. 643	OA1	18. a	pág. 647	OA2	34. c	pág. 659	OA4
3. d	pág. 644	OA1	19. d	pág. 646	OA2	35. a	pág. 658	OA4
4. b	pág. 644	OA1	20. d	pág. 649	OA3	36. b	pág. 661	OA4
5. b	pág. 643	OA1	21. b	pág. 649	OA3	37. d	pág. 662	OA5
6. c	pág. 643	OA1	22. a	pág. 652	OA3	38. c	pág. 663	OA5
7. d	pág. 644	OA1	23. a	pág. 655	OA3	39. d	pág. 666	OA5
8. a	pág. 643	OA1	24. c	pág. 654	OA3	40. c	pág. 662	OA5
9. c	pág. 643	OA1	25. b	pág. 654	OA3	41. d	pág. 662	OA5
10. b	pág. 644	OA1	26. d	pág. 654	OA3	42. b	pág. 662	OA5
11. c	pág. 645	OA2	27. a	pág. 656	OA3	43. a	pág. 663	OA5
12. d	pág. 645	OA2	28. c	pág. 655	OA3	44. c	pág. 662	OA5
13. a	pág. 645	OA2	29. d	pág. 653	OA4	45. d	pág. 667	OA6
14. b	pág. 645	OA2	30. c	pág. 657	OA4	46. a	pág. 668	OA6
15. b	pág. 646	OA2	31. d	pág. 658	OA4	47. b	pág. 669	OA6
16. c	pág. 647	OA2	32. a	pág. 660	OA4	48. c	pág. 669	OA6

49. d	pág. 670	OA6	55. b	pág. 673	OA6	61. a	pág. 677	OA7
50. a	pág. 674	OA6	56. c	pág. 672	OA6	62. c	pág. 676	OA7
51. c	pág. 674	OA6	57. a	pág. 671	OA6	63. d	pág. 676	OA7
52. b	pág. 674	OA6	58. c	pág. 671	OA6	64. a	pág. 677	OA7
53. d	pág. 672	OA6	59. d	pág. 658	OA4	65. d	pág. 676	OA7
54. d	pág. 674	OA6	60. b	pág. 677	OA7			

Capítulo 19   PREPARACIÓN PARA LA LICENCIA Y EL OFICIO

1. b	pág. 709	OA1	15. a	pág. 717	OA2	29. a	pág. 729	OA3
2. c	pág. 709	OA1	16. d	pág. 717	OA2	30. b	pág. 730	OA3
3. d	pág. 709	OA1	17. a	pág. 718	OA2	31. b	pág. 729,	OA3
4. a	pág. 710	OA1	18. b	pág. 722	OA2		730	
5. c	pág. 711	OA1	19. d	pág. 717	OA2	32. c	pág. 726	OA3
6. d	pág. 711	OA1	20. c	pág. 716	OA2	33. d	pág. 729	OA3
7. a	pág. 712	OA1	21. d	pág. 716	OA2	34. a	pág. 729	OA3
8. b	pág. 711	OA1	22. b	pág. 716	OA2	35. c	pág. 728	OA3
9. c	pág. 710	OA1	23. a	pág. 719	OA2	36. d	pág. 727	OA3
10. d	pág. 713	OA1	24. c	pág. 718	OA2	37. b	pág. 727	OA3
11. c	pág. 712	OA1	25. b	pág. 716	OA2	38. a	pág. 729	OA3
12. d	pág. 712	OA1	26. a	pág. 718	OA2	39. a	pág. 729	OA3
13. b	pág. 716	OA2	27. c	pág. 728	OA3	40. c	pág. 730	OA3
14. a	pág. 716	OA2	28. d	pág. 729	OA3			

Capítulo 20   EL TRABAJO DETRÁS DEL SILLÓN

1. c	pág. 734	OA1	8. b	pág. 740	OA3	15. a	pág. 748	OA5
2. b	pág. 734	OA1	9. c	pág. 739	OA3	16. b	pág. 749	OA5
3. a	pág. 736	OA2	10. d	pág. 740	OA3	17. d	pág. 750,	OA6
4. d	pág. 736	OA2	11. b	pág. 740	OA4		751	
5. a	pág. 737	OA2	12. a	pág. 743	OA4	18. c	pág. 750	OA6
6. c	pág. 738	OA3	13. c	pág. 743	OA4	19. c	pág. 750	OA6
7. d	pág. 740	OA3	14. d	pág. 746	OA5	20. d	pág. 750	OA6

Capítulo 21   LA BARBERÍA COMO NEGOCIO

1. b	pág. 757	OA1	8. d	pág. 760	OA3	15. d	pág. 768	OA7
2. c	pág. 757	OA1	9. a	pág. 763	OA4	16. b	pág. 770	OA7
3. a	pág. 757	OA2	10. c	pág. 763	OA4	17. a	pág. 772	OA7
4. c	pág. 758	OA2	11. b	pág. 766	OA5	18. a	pág. 776	OA8
5. c	pág. 759	OA2	12. d	pág. 766	OA5	19. d	pág. 778	OA8
6. b	pág. 761	OA3	13. c	pág. 767	OA6	20. b	pág. 776	OA8
7. c	pág. 761	OA3	14. b	pág. 768	OA6			

EXAMEN DE MUESTRA DEL CONSEJO ESTATAL 1

1. a	31. b	61. b	91. b	121. c
2. b	32. d	62. c	92. b	122. a
3. b	33. c	63. a	93. b	123. d
4. d	34. c	64. d	94. d	124. a
5. d	35. a	65. c	95. b	125. b
6. a	36. a	66. d	96. a	126. a
7. d	37. a	67. b	97. c	127. c
8. b	38. b	68. d	98. a	128. b
9. a	39. a	69. d	99. a	129. a
10. d	40. b	70. d	100. b	130. c
11. b	41. b	71. b	101. b	131. d
12. a	42. b	72. d	102. c	132. c
13. a	43. a	73. b	103. c	133. c
14. b	44. d	74. b	104. a	134. c
15. c	45. c	75. d	105. c	135. b
16. a	46. a	76. b	106. c	136. a
17. d	47. a	77. a	107. b	137. d
18. b	48. c	78. c	108. c	138. b
19. b	49. a	79. c	109. d	139. b
20. a	50. c	80. c	110. c	140. d
21. b	51. d	81. a	111. c	141. d
22. c	52. a	82. d	112. a	142. a
23. a	53. c	83. a	113. c	143. d
24. d	54. a	84. c	114. c	144. c
25. c	55. c	85. c	115. c	145. d
26. b	56. a	86. b	116. d	146. d
27. b	57. d	87. c	117. b	147. b
28. d	58. c	88. d	118. d	148. c
29. b	59. d	89. c	119. a	149. a
30. d	60. b	90. c	120. b	150. d

EXAMEN DE MUESTRA DEL CONSEJO ESTATAL 2

1. c	31. c	61. b	91. c	121. b
2. a	32. b	62. d	92. a	122. a
3. b	33. c	63. d	93. a	123. d
4. c	34. b	64. b	94. c	124. b
5. d	35. a	65. a	95. b	125. a
6. a	36. a	66. d	96. d	126. b
7. c	37. c	67. d	97. b	127. c
8. d	38. d	68. c	98. a	128. c
9. d	39. d	69. b	99. b	129. c
10. d	40. a	70. d	100. b	130. a
11. d	41. b	71. d	101. a	131. c
12. b	42. c	72. a	102. a	132. c
13. c	43. a	73. d	103. c	133. b
14. d	44. a	74. b	104. a	134. a
15. b	45. a	75. b	105. b	135. d
16. d	46. c	76. b	106. a	136. d
17. d	47. c	77. d	107. d	137. d
18. d	48. c	78. b	108. c	138. c
19. c	49. d	79. b	109. a	139. d
20. d	50. a	80. a	110. d	140. c
21. a	51. b	81. a	111. c	141. c
22. d	52. b	82. a	112. a	142. b
23. b	53. c	83. d	113. c	143. d
24. b	54. b	84. a	114. b	144. b
25. a	55. c	85. b	115. d	145. a
26. b	56. d	86. c	116. d	146. a
27. b	57. a	87. d	117. c	147. b
28. c	58. a	88. a	118. a	148. c
29. d	59. c	89. b	119. d	149. c
30. a	60. c	90. c	120. a	150. c

1. a	31. b	61. c	91. b	121. b
2. b	32. c	62. d	92. c	122. b
3. b	33. a	63. d	93. b	123. d
4. a	34. b	64. c	94. b	124. b
5. d	35. b	65. c	95. c	125. a
6. a	36. b	66. d	96. c	126. b
7. a	37. c	67. b	97. a	127. b
8. c	38. d	68. c	98. a	128. a
9. d	39. b	69. c	99. b	129. b
10. d	40. a	70. a	100. a	130. a
11. b	41. d	71. a	101. b	131. d
12. b	42. d	72. b	102. b	132. b
13. d	43. d	73. b	103. b	133. c
14. d	44. b	74. b	104. a	134. c
15. c	45. d	75. a	105. a	135. b
16. c	46. b	76. c	106. b	136. b
17. a	47. a	77. c	107. c	137. d
18. c	48. c	78. d	108. a	138. a
19. d	49. d	79. b	109. b	139. a
20. b	50. c	80. b	110. b	140. b
21. a	51. b	81. c	111. b	141. a
22. d	52. c	82. b	112. c	142. c
23. c	53. d	83. c	113. c	143. c
24. a	54. d	84. b	114. c	144. d
25. d	55. d	85. a	115. d	145. d
26. b	56. a	86. c	116. c	146. d
27. c	57. c	87. c	117. c	147. a
28. c	58. c	88. d	118. c	148. b
29. d	59. a	89. d	119. d	149. b
30. c	60. b	90. d	120. b	150. a